常見病藥膳調養叢書 7

癌症
四季飲食

李忠
孟文　編著

U0121273

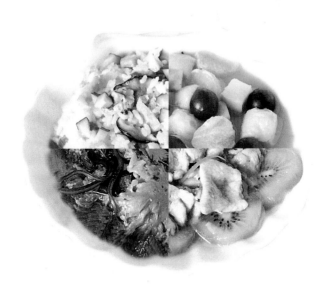

品冠文化出版社

國家圖書館出版品預行編目資料

癌症四季飲食 / 李忠 孟文 編著；
－ 初版 －臺北市：品冠文化，2003〔民92〕
面 ；21 公分－（常見病藥膳調養叢書；7）
ISBN 957-468-195-5（平裝）

1. 癌 2. 食物治療 3. 藥膳

415.271 91021938

常見病藥膳調養叢書 ⑦

癌症四季飲食

編 著 者 / 李 忠、孟 文
發 行 人 / 蔡 孟 甫
出 版 者 / 品冠文化出版社
社　　址 / 台北市北投區（石牌）致遠一路 2 段 12 巷 1 號
電　　話 / （02）28233123・28236031・28236033
傳　　真 / （02）28272069
郵政劃撥 / 19346241
E－mail / dah_jaan@pchome.com.tw
登 記 證 / 北市建一字第 227242
承 印 者 / 深圳中華商務聯合印刷有限公司
地　　址 / 深圳市福田區車公廟工業區 205 棟
初版 1 刷 / 2003 年（民 92 年） 2 月
ISBN 957-468-195-5

定價 / 200 元

前　言

　　癌症一詞，如今總是和恐懼、死亡相提並論。為什麼呢？原因在於我們還沒有找到可以對付它的有效武器，不能夠像攻克感冒一樣游刃有餘，因此癌症便成為威脅人類生命的無形殺手，以致許多人談"癌"色變。癌症真的這麼可怕嗎？其實癌症並不是不治之症，人們之所以對它產生恐懼是因為癌症一經確診，對許多癌症患者來說便意味着宣佈了死刑一樣，其治癒率幾乎為零，等待着他們的好像只有死亡。

　　隨着近年來人們對於癌症的深入研究發現，良好的生活方式和健康的飲食習慣，是對抗癌症的有效手段。科學飲食，進行一些有規律的體育活動，保持健康的體重，戒煙，減少酒精、紅肉、脂肪、精糖的攝入量，這些將幫助你和你的家人預防和對抗癌症。

　　中國醫學很早便已認識到了腫瘤發病與飲食的關係，並在長期的臨床實踐中形成了大量行之有效的食療方法。無數的事實證明，這些方法確實在癌症預防、治療及康復中發揮了巨大的作用。本書從認識癌症、癌症與飲食、癌症藥膳精選和藥膳中常用的抗癌中藥等方面向患者和家屬做了介紹。希望這本小書能成為腫瘤患者的一根拐杖，幫助他們戰勝疾病，順利完成各種治療，再現生命的活力。

編 著 者

目　錄

一　認識癌症

二　癌症與飲食

三　藥膳常用的抗癌中藥

四 癌症藥膳精選

防癌藥膳

抗癌藥膳

一 認識癌症

1 癌症由何而來

　　組成人體最基本的單位是細胞，無論是細胞不必要的異常生長，或是應死去而不死的細胞，都可能形成腫瘤，甚至導致癌症。

　　細胞的性質與功能，主要是由細胞核內的遺傳物質即染色體上的基因決定的。人體細胞內眾多的基因中，有一種特殊的基因族，它們隨着人體的發育，自然地失去活性。然而，一旦遇到外界的致癌因子，例如一些化學致癌物、致癌病毒或輻射等因素時，它們便會重新啟動，這叫做基因的激活，從而使細胞瘋狂地增殖而成為癌細胞。這種特殊的基因族或基因，在激活前叫做原癌基因，只有在抗癌基因失活後，原癌基因才會活躍起來，並引起腫瘤的形成，原癌基因和抗癌基因的發現，無疑使人類在征服腫瘤的道路上，向前邁進了一大步。

2 警惕！癌症正在逼近

　　當你發現自己出現下列體徵和症狀時，一定要高度警惕：

　　（1）身體任何部位，如乳腺、頸部或腹部出現腫塊，並逐漸增大。

　　（2）身體任何部位，如舌體、頰黏膜、皮膚等處沒有外傷而發生潰瘍。

　　（3）中年以上婦女出現不規律的陰道流血或分泌物增多。

　　（4）進食後胸部悶脹、咽部有異物感或進行性加重的吞咽不暢。

（5）久治不癒的乾咳或痰中帶血。

（6）長期消化不良，進行性食欲減退，消瘦，但又未找出明確的原因。

（7）大便習慣改變或有便血。

（8）鼻塞、鼻出血、單側頭痛或伴有復視。

（9）黑痣突然增大或有破潰、出血及上面的毛髮脫落等現象。

（10）無痛性血尿。

（11）不明原因的結核（淋巴結腫大）。

3 癌症為什麼可怕

（1）阻塞和壓逼：最初的症狀，惡性腫瘤和良性腫瘤相似，不過惡性腫瘤對其他組織和器官的阻塞和壓逼發展迅速，程度也高，如食管癌癌腫可以堵塞食管，造成病人吞咽困難。

（2）破壞所在器官的結構和功能：如肝癌導致肝細胞破壞或肝內膽管阻塞，可引起全身性黃疸。

（3）侵襲和破壞鄰近器官：如食管癌癌細胞可穿透食管壁，侵犯食管前面的氣管，形成食管——氣管瘻；吞咽時，食物落入氣管內，引起咽下性肺炎。

（4）壞死、出血、感染：惡性腫瘤生長迅速，癌組織常常因為供血不足而發生壞死，如果癌變組織侵犯血管，可引起出血，如鼻咽癌病人往往有鼻出血；肺癌病人常常合併肺部感染。

（5）疼痛：由於癌組織壓逼或侵犯神經，可引起相應部位的疼痛，如晚期肝癌、胃癌常伴有劇烈疼痛。另外，癌症繼發感染後，也可引起疼痛。

（6）發熱：腫瘤組織的代謝產物、壞死組織的分解產物以及繼發的細菌感染，都有可能引起癌症病人發熱，一般表現為中度低熱。

（7）惡病質：也有稱其為"惡液質"，是指機體嚴重消瘦、無力、貧血和全身衰竭的狀態，它是癌症病人死亡的重要原因。

4 不要談癌色變

　　癌症是不是不治之症，癌症能否治癒呢？回答是肯定的，癌症是可以治癒的，關鍵在於早期發現、早期診斷、早期治療（三早）。大多數早期癌症病人治後 5 年生存率可達 90% 以上，而晚期患者的 5 年生存率很低。要做到"三早"，一方面要提高醫療機構和醫務人員的診療技術和水平；另一方面是提高全社會的防癌意識，把抗癌知識普及到廣大市民，提高大眾自我保護能力；更重要的是開展社區綜合防治，定期為市民進行健康檢查，對高危病人進行監測，以預防癌症的發生或提高早期診斷率。

　　除此之外，良好的生活習慣也是遠離癌症的重要前提和保證。據統計，絕大多數癌症（約 3/4）都與吸煙、飲食、感染或環境等因素有關。而這些因素都是可以避免和改變的，因此癌症是可以避免和預防的。例如，有 35% ～ 50% 的癌症是由於飲食不當引起的，如果我們不吃被霉菌污染的食物，不吃或少吃含亞硝胺、苯并芘等致癌物，過多的腌製及煙熏、火烤、油炸的食品，控制脂肪的攝入，就可能把許多消化道癌症（如食管癌、胃癌、結腸癌、直腸癌等）的發病率降下來。此外，肝癌的發病與傳染性慢性肝炎及攝入黃曲霉毒素等有關，如能防止糧食霉變，並防止傳染性乙型肝炎和丙型肝炎的發生，便能減少肝癌的發病率與死亡率。另外，約有 30% 的癌症是由吸煙、嗜酒引起的，如能減少吸煙，就可以把肺癌、喉癌、口腔癌的發病率降下來。總之，減少或消除導致癌症發生的危險因素，防止致癌過程的啟動，就可以預防癌症的發生。所以，癌症並不可怕，不要談癌色變，勇敢地去抵禦它，並最終戰勝癌症。

5 癌症，遠離我

　　如果能養成良好的生活習慣，將有助於抵禦癌症的侵襲：

（1）養成有規律的作息習慣。睡眠最好定時定量，夜生活不應毫無節制，特別是晝夜睡眠節律不宜打亂。因為生物醫學告訴我們，生物節律最重要的意義是使生物對環境變化產生更好的前瞻性適應。人在長期生活中建立起來的內部時間節律，對人的心理狀態有很大影響。如果長期生活無規律，我們機體的正常免疫機能將會受到影響，抗病能力將會下降，癌細胞就容易乘虛而入。

（2）飲食結構應科學合理，做到食譜廣泛、營養全面、葷素兼顧、粗細搭配。偏食、嗜鹹、嗜腌製食品的不良習慣應予糾正。因為飲食過於單一易造成營養不良和礦物質、維生素缺乏，食用熏製、霉變食物，則有直接致癌作用。

（3）要注意講究衛生，不飲生水，飯前、便後洗手，水果、蔬菜進食前應洗淨，不吃污染過的食品等。這些雖然是老生常談，但仍有重申的必要。因為不講衛生易致各種感染，給細菌病毒造成可乘之機。而經常性的慢性炎症本身就是癌變的潛在危險因素。另外，污染過的食品也有直接致癌的作用。

（4）應堅持適量、適度的體育鍛練，糾正懶言少動的惰性習慣。因為體育運動有助於激發生命活力，增強體質，提高免疫力水平，使機體各個器官的功能得以全面發揮。生命在於運動，這句名言是極富哲理的。事實上，體格健壯本身就是抵抗癌症的最佳物質基礎。

（5）宜笑口常開，不宜悲悲戚戚；宜難得糊塗，不宜斤斤計較；宜開朗豁達，不宜怨天尤人。有些人愛吃後悔藥，愛埋怨人，愛將不快和憂鬱憋在內心而得不到解脫、宣泄。這樣就等於使癌魔在身上潛藏了“別動隊”和“同盟軍”。

總之，改變不健康的生活方式和行為習慣，建立和形成有益健康的生活方式和習慣，進行適當調理，不僅是增進健康的有效良策，也是預防癌症的重要手段。在今天，還有幾種不良嗜好需要我們努力克服，如吸煙、嗜酒等。從某種意義上說，預防癌症是對我們毅力的挑戰。倘若不能從改變生活習慣做起，就難以在虎視眈眈的癌魔面前高枕無憂。

6 如何消滅癌症

怎樣才能向癌症發起全面的戰鬥，並最終消滅它呢？常用的方法為“五大療法”，它們是：

（1）外科手術治療：用手術的方法將腫瘤完全切除，或大部切除；或進行緩解症狀的局部手術。外科手術治療也可作為綜合治療的一個組成部分。

（2）放射治療（簡稱放療）：對放射治療敏感或比較敏感的惡性腫瘤和其他條件適合的病人，適宜做放射治療。放射治療分根治性放射治療、姑息性放射治療和減輕症狀放射治療三種。放療可作為綜合治療的一部分，包括體外照射和腔內照射等不同方法。放射性同位素（核素）治療癌症便是利用其放射線來殺滅癌細胞。

（3）化學藥物治療（簡稱化療）：化療主要用於對化療敏感的惡性腫瘤，多用於某些中、晚期癌症患者。有一些惡性腫瘤，如白血病、多發性骨髓瘤等就是以化療為主要手段。化療經常與手術、放療、生物治療、中醫中藥適當配合，形成有計劃的綜合治療方法。化療對某幾種惡性腫瘤能達到治癒的療效。

（4）生物治療：是一種新興的治療方法，通過調動身體內固有的免疫抗病能力去抵禦惡性腫瘤。細胞因子及其有關的免疫活性細胞是當今生物療法中有廣闊前途的生物治療手段之一，其機理和治療方法目前尚在探索之中。

（5）中醫中藥治療：用來提高人體的免疫能力，減輕放射治療和化學藥物治療的副反應，保證治療的順利完成。中西醫結合治療，主要是利用手術治療與中藥治療相結合，對某些癌症病人，能提高療效，改善其生活質量。

（6）其他治療方法：如介入治療（將化療藥等通過導管直達有癌症的器官，使局部藥物濃度提高，全身濃度降低）、電化學治療、激光治療、微波熱療、超聲熱療、冷凍治療等，臨床上都有其不同的適應條件。

7 中醫如何對抗癌症

中醫治療腫瘤的方法很多，可歸納為：按辨證施治原則服用中藥湯劑及單方、驗方的內治法；用藥物直接作用於腫瘤或經穴及有關部位的外治法；利用針灸、按摩、氣功等特殊療法。內治法是使用較多、應用範圍較廣的方法，適用於各種類型的腫瘤病人。

（1）常用內治法：包括清熱解毒法、扶正培本法、活血化瘀法、軟堅散結法、以毒攻毒法。

（2）常用外治法：包括敷貼法：將藥敷貼在病變部位，以化散癌毒。但因毒有冷熱、藥有寒溫，故應視病情需要採用不同的藥物敷貼；祛腐法：使用有腐蝕作用的藥物直接治療體表腫瘤，使之祛腐生新；繫瘤法和枯瘤法：用浸過藥汁的絲線結紮腫瘤根部，使之枯落的治療方法。

二 癌症與飲食

1 從認識食物的四氣五味開始

藥有藥性、食有食性。食性和藥性一樣，分為四氣五味，即寒、熱、溫、涼四氣及辛、甘、酸、鹹、苦五味。一般而言，食物的寒熱溫涼，是根據它們對人體所產生的影響來決定的。能減輕或消除熱症的食物屬寒涼性，如西瓜、梨等；能減輕或消除寒症的食物屬溫熱性，如羊肉、生薑等。以常見的三百多種食物統計分析，平性食物居多，溫熱性次之，寒涼性更次之。從生活與臨床應用經驗看，寒涼性食物多有滋陰、清熱、瀉火、涼血、解毒等作用；溫熱性食物有溫經、助陽、活血、通絡、散寒等作用。食物的"五味"，即辛、甘、酸、鹹、苦，是指食物的具體口感味覺，又是性質的抽象概念。以常見的三百多種食物統計分析，甘味食物最多，鹹味與酸味次之，辛味更次之。不同味的食物具有不同的作用，如辛味食物能促進血液循環，使肌體發汗，讓毒素隨汗液流出；甘味食物比較緩，具有滋補作用；酸味食物對虛弱體質、腹瀉時間較長、男性性功能低下的病人具有固澀作用。苦味食物具有能緩解宣泄和燥濕作用，對於口苦目赤、咳喘、嘔吐等症狀，可以瀉火；鹹味食物具有軟堅和散結作用，能消除局部腫瘤。由於臨床中具有不同的病和症的變化，因此，選擇飲食時，應注意食物性味的不同，從而合理選用飲食。

2 春、夏、秋、冬，吃什麼

春、夏、秋、冬四季交替，這是自然規律，伴隨着四季的變化，人體的各種生理功能亦有所改變，所以飲食亦應依天時而變。一般而言，春天應多食清淡類蔬菜以及豆製品，少食油膩辛辣之物；夏天可以食用寒涼性食物，以清淡、少油為宜，如綠豆湯、荷葉粥等；秋天宜多食蘿蔔、杏仁、薏苡仁等，以清燥化痰；冬天晨起宜服熱粥，選牛、羊肉等溫性食品為佳，但不宜過食肥甘厚味，以免助濕生痰。

3　飲食與癌症有關

飲食是人體生存、成長和維持健康所不可缺少的營養來源。飲食要有規律和節制，飢飽要適宜，要講究衛生，營養要全面，不宜偏嗜，如飲食失節或飲食不潔，均易導致疾病的發生。中醫學認為不當的飲食習慣或飲食偏嗜，往往給予機體某些不良的刺激，在腫瘤特別是消化道腫瘤的病因中佔有重要地位。據流行病學研究表明：西方人由於長期食用高脂肪膳食，乳腺癌、前列腺癌和結腸癌的發病率明顯高於東方人。科學家們所進行的研究還發現，癌症的發生與進食種類關係不大，但和進食數量關係密切。國內外近年報道中稱飲熱茶能破壞人體食管的“黏膜屏障”。據中國食管癌高發地區流行病學調查，全部食管癌患者中發現7%左右的人，有喜好熱飲、硬食、快食或飲酒的習慣。經實驗研究證明：飲酒和熱食、快食等對食道黏膜有一定的灼傷和腐蝕作用，導致黏膜細胞出現增生性病變，進一步可發生癌變。此外，研究亦表明：自然界中廣泛存在着一種真菌黃曲霉素（常見於發霉的玉米等），其中 B_1 是目前所知的強致癌物質，此毒株所產生的黃曲霉素，尤其對肝癌有較強的誘發性。另外，亞硝胺類物質，3、4－苯并芘等的污染，均可導致癌症的發生。

4　如何把住入口關

據美國學者統計，女性腫瘤的60%和男性腫瘤的30%～40%與膳食有關。中國腫瘤普查顯示，以全部惡性腫瘤死亡率統計，消化系統的腫瘤佔70%左右，這可能與膳食中致癌物質首先作用於消化系統有關，所以“癌從口入”並非危言聳聽。合理膳食可能使人類癌症減少1/3。那麼如何把住入口關，有效控制癌症呢？關鍵應做到以下幾點：

（1）飲食要定時、定量。準時吃飯有利於唾液分泌，而唾液對於致癌物質有消解作用。

（2）多食富含維生素A（或胡蘿蔔素）的飲食。如各種動物肝臟。

（3）多食富含維生素C的飲食，如各種新鮮蔬菜和水果。

（4）常吃一些甘藍族的食物，如卷心菜等。

（5）多食富含纖維素的飲食，保持大便通暢，如一些蔬菜和粗糧。

（6）少吃或不吃高度腌製或加工的食品，如煙熏及鹽腌製品、精米、精麵等。

（7）堅持食用低熱量、低脂肪飲食。

（8）食物應注意保鮮，不吃任何發霉食物。

（9）不酗酒。

（10）飲食應多樣化，注意葷、素搭配，一天最好食用15種以上食物。

5　這樣的飲食習慣呼喚着癌

（1）吃過熱的東西，可破壞口腔和食管的黏膜。經常刺激和破壞消化道黏膜，可導致細胞癌變。

（2）吃東西過快也是不好的飲食習慣。吃飯快，對食物咀嚼不細，易損傷消化道黏膜，產生慢性炎症；另外，吃飯快，食物團塊的體積大，易對食道和賁門等消化道產生較強的機械刺激，久之會引起損傷甚至癌變。

（3）經常飲食過量。

（4）經常在飯店吃飯。

（5）常常飲酒過量。直接喝烈性酒，一天喝200克（4兩）以上白酒，或大口喝啤酒等，均是容易招致癌症的飲酒方式。

（6）對蔬菜敬而遠之。

（7）偶爾才吃水果。

（8）吃飯常常不準時。如果飲食時間無規律，則容易導致肥胖與胃癌。

（9）在不愉快的環境下就餐。

6　哪些食物有防癌抗癌作用

足量的維生素C與維生素A，以及微量元素硒、鉬等，可以起到抵消、中和、減低致癌物質的致癌作用，達到防癌、抗癌的效果：

（1）富含維生素C的食物：各種新鮮蔬菜和水果，如芥菜、香菜、青蒜、薺菜、菜花、柿椒、柑橘、鮮棗、山楂、蘿蔔、圓白菜、草莓、綠豆芽、四季豆、番茄、冬筍、香蕉、蘋果、杏、獼猴桃。

（2）富含維生素A的食物：雞肝、牛肝、鴨肝、豬肝、帶魚、蛋、胡蘿蔔、紅薯、豌豆苗、油菜、柿椒、芹菜、萵筍葉等。

（3）富含大蒜素的食物：大蒜、蔥等。

（4）富含微量元素的食物：肉、海產品、穀物、大蒜、蔥、芝麻等。

（5）提高免疫力的食物：獼猴桃、無花果、蘋果、沙丁魚、蜂蜜、牛奶、豬肝、猴頭菌、海參、牡蠣、烏賊、鯊魚、海馬、甲魚、山藥、烏龜、香菇等。

7　癌症病人飲食巧安排

安排好癌症病人的飲食對提高治療效果，改善生活質量具有重要意義。實踐中，大家不妨從以下幾方面考慮，做到飲食巧安排：

（1）經常更換菜餚品種，注重菜餚的色香味調配，以增加患者的食欲。

（2）保證患者有足夠的蛋白質攝入量，經常食用豬肉、牛肉或雞鴨家禽等。

（3）避免食用不易消化的食物，多食煮、燉、蒸等易消化的食物，少食油煎食物。

（4）多食富含維生素的蔬菜、水果及其他一些有助於抗癌的食物，如蘆筍、海帶、海藻、洋蔥、大蒜、蘑菇等。

（5）合理使用中醫藥膳治療。

8　癌症病人該忌口嗎

關於癌症病人是否忌口，醫家有不同的看法。從中醫食療理論及臨床實踐看，可以說忌口有益，但不必太嚴格。一般而言，根據患者臨床辨證分型的不同，適當地禁忌某些食物是必要的，這對提高治療效果和促進患者康復是有益的。如患者常常嘔吐泛酸、自覺飽悶、大便稀薄、食少體倦等，飲食應忌寒冷的食物及肥甘厚味等；如患者自覺高熱、口渴、出虛汗、經常起火癤子，飲食應忌熱性食物和補品等。關於蝦蟹、無鱗魚等食物，容易引起過敏，癌症病人不宜食用。如果在日常生活中，常吃肉、蛋、奶製品等，便可維持必要的營養。

9　癌症病人化療期間該如何吃

化療期間，由於藥物在殺傷腫瘤細胞的同時，難免會使正常細胞受到一定損害，產生相應的毒副反應，如免疫力下降、白細胞減少、消化道潰瘍、脫髮等。此時，病人宜補充高蛋白質食品，如奶類、瘦肉、魚、動物肝臟、大棗等。黃鱔、黑魚、牛肉等也有助於升高白細胞的數量；如出現食欲不振、消化不良，可增加健脾開胃的食品，如山楂、白扁豆、蘿蔔、香菇、陳皮等。

10　癌症病人放療期間該如何吃

中醫認為癌症病人接受放療期間，由於放射線的"熱毒"作用，往往亦耗傷人體陰津，出現口乾唇燥，舌紅少苔，味覺、嗅覺減弱，食欲低下等現象，故可多服用一些養陰生津的食品，如藕汁、蘿蔔汁、綠豆湯、冬瓜湯、蘆根湯、西瓜等，並可多食一些魚、肉、奶、蜂蜜、新鮮水果和蔬菜等。

11　癌症病人手術後該如何吃

（1）癌症患者手術後通常表現為氣血兩虛、脾胃虛弱，因此，飲食治療時一方面注意適當補充營養、熱量，給予高蛋白、富含維生素類的食物，另一方面，應注意調理脾胃功能，振奮胃氣。在食物選擇上除牛奶、雞蛋外，應適當多食用新鮮水果、蔬菜等。

（2）如手術後體質較弱，則應給予補氣養血的食品，如雞肉、牛肉、大棗、龍眼等。

（3）應根據手術部位的不同，選擇不同的食物，如胸部手術後，多服寬胸利膈、止咳化痰的食物，如大棗、蓮藕、羅漢果、桂圓等；胃癌手術後，開始宜食流質，然後半流質，再進軟食。

12　漫話中醫食療抗癌

中醫食療學認為食物的性質有寒、熱、溫、涼的不同，性味有辛、甘、酸、苦、鹹之別，五味入口各有所歸：酸味入肝，辛味入肺，苦味入心，鹹味入腎，甘味入脾。由於不同的食物，性味不同，歸於不同的臟腑，故其作用有別。一般而言，味辛者溫散；甘者補中；酸者收澀；苦者清泄；鹹者軟堅；淡者滲利。意思是説：辛辣味的食物或藥物可以舒筋活血；甘甜味的食物可以滋補虛弱的機體；酸澀味的食物能止瀉止咳；苦味食物能通利大便、瀉火；鹹味食物能消腫解毒；淡味食物能治療水腫、小便不利等病。在臨床配膳中，應注意食物屬性與機體臟腑寒熱偏盛、虛實強弱相宜，體質屬寒者，如怕冷、怕濕，腹中冷痛，宜食甘溫，忌食涼性；屬熱者，如經常發熱、口渴、咽痛、易生癤瘡，忌辛辣及一切熱性食物；虛弱之體的人，應分清是陽虛，還是陰虛；陽虛的症狀是怕冷、腰膝酸軟、眩暈耳鳴、尿頻、腹瀉等，陰虛的症狀多有咳喘、失眠、夜裏出汗、口渴煩躁等。陽虛宜溫補、陰虛宜滋補，這樣才能用五味之偏調整臟腑失調，借以達到"陰平陽秘"的狀態。腫瘤的發生與飲食失調有一定的聯繫。古人通過長期的臨床實踐，在飲食治療腫瘤方面亦積累了豐富的經驗。如海帶、海藻治療甲狀腺腫瘤；韭菜汁混合鵝血進飲治療上消化道腫瘤；枇杷、荸薺治療呼吸道腫瘤；生薏苡仁治療胃癌；花椒、烏梅、山慈姑治療婦科腫瘤。據研究表明：香菇、生薏苡仁、無花果、山慈姑、苦瓜等對不同的腫瘤細胞均顯示了一定的抑制作用。

　　飲食療法作為一種輔助治療，在腫瘤臨床治療中有着不可忽視的作用。可以説，飲食療法的作用是多方面的。從預防上而言，改善飲食結構，調整飲食習慣可降低某些腫瘤的發病率。從治療上而言，首先，調整飲食可避免腫瘤某些相關發病因素的繼續作用，如控制生長、轉移等。其次，飲食療法可改善機體的營養狀態，增加機體的抗病能力，具有扶正固本之效。食療作為扶正祛邪的輔助作用，是腫瘤治療中非常重要的一環。如放療、化療時，配以食補，往往能提高機體對化療、放療的耐受力，保護骨髓功能或促進骨髓機能恢復，改善造血作用，協助放、化療發揮更大作用。再者，許多食物本身亦有抗腫瘤作用，如魚腥草、生薏苡仁、核桃仁、紫菜、海帶等。當然，在應用飲食療法時，亦應注意"辨證用膳"，即根據不同症狀，選擇不同的食療方法，將飲食營養與食物治療相結合，這樣才能收到良好的效果。

三 藥膳常用的抗癌中藥

1 人 參

功 效

大補元氣，補脾益肺，生津止渴，安神增智。

主治應用

（1）用於各種中、晚期癌症患者。

（2）用於治療脾肺氣虛、氣虛欲脫、氣虛血虧而致心神不安、失眠多夢等症。

用量用法

5～10克，文火另煎；或研末吞服，每次1～2克，每日2～3次。

2 黃 芪

功 效

補氣升陽，益衛固表，托毒生肌，利水退腫。

主治應用

（1）用於各種腫瘤虛症。亦用於腫瘤手術後及放療、化療期間。常與黨參、當歸、豬茯苓等配伍應用。

（2）用於脾肺氣虛及中氣下陷之症。

（3）用於衛氣虛而致表虛自汗，常配伍牡蠣、小麥、麻黃根，即牡蠣散。

（4）用於癰疽不潰或久潰不斂、浮腫尿少等症。

用量用法

10～15克，大劑量可用30～60克。

3 黨 參

功 效

補中益氣，生津養血。

主治應用

（1）用於各種腫瘤患者、脾胃虛弱者，特別適合消化道腫瘤，常與黃芪、茯苓、白朮等配伍應用。

（2）用於腫瘤手術後及放療、化療後，氣血兩虧、倦怠乏力、面色萎黃等，常與當歸、雞血藤、黃芪、白朮配伍應用。

（3）用於血虛萎黃、頭暈心慌、熱病傷津、中氣不足等症。

用量用法

15～30克，水煎服。

4 白 朮

功 效

補氣健脾，燥濕利水，止汗安胎。

主治應用

（1）用於治療胃癌、食管癌、肝癌、胰腺癌、大腸癌等。

（2）用於脾氣虛弱而致倦怠乏力、食少便溏、痰飲水腫、表虛自汗等症。

用量用法

10～15克，水煎服。

5 山 藥

功 效

益氣養陰，補脾、肺、腎。

主治應用

（1）用於治療各類腫瘤。

（2）用於脾虛瀉泄、腎虛遺精、肺虛喘咳等症。

用量用法

10～30克，煎服。大量60～250克。研末吞服，每次6～10克。

6 補骨脂

功 效

補腎壯陽，溫脾止瀉，固精縮尿。

主治應用

（1）用於骨肉瘤、骨轉移癌、腦瘤、食管癌、腎癌、腸癌、甲狀腺癌等。

（2）用於化療、放療後白細胞減少者。

用量用法

10～15克，水煎服。

7 冬蟲夏草

功 效

益腎補肺，止血化痰。

主治應用

（1）用於肺癌、肺轉移癌、縱隔腫瘤、淋巴癌、白血病、鼻咽癌等多種腫瘤。

（2）用於久病咳喘、咯血、陽痿遺精、腰膝酸痛等症。

用量用法

5～10克，水煎服。或入丸、散劑。

8　女貞子

功 效

補益肝腎，明目烏髮。

主治應用

（1）用於腎癌、骨癌、腦瘤、膀胱癌、白血病等。

（2）用於放療、化療後白細胞減少者。

（3）用於肝腎陰虛引致的頭昏目眩、腰膝酸軟、鬚髮早白、目暗不明等症。

用量用法

5～10克，水煎服。

9　鱉 甲

功 效

滋陰潛陽，散結軟堅。

主治應用

（1）用於治療肝癌、胰腺癌、胃癌等多種腫瘤及癌症患者有陰虛低熱者。

（2）用於久瘧、瘧母、經閉、陰虛內熱等症。

用量用法

10～30克，水煎服。

10　沙 參

功 效

潤肺養陰，益胃生津。

主治應用

（1）用於治療肺癌、胃癌、肝癌、鼻咽癌等多種腫瘤。

（2）用於腫瘤手術後及放射治療後的氣陰兩傷者。

（3）用於肺熱燥咳、熱病傷津、口渴舌乾等症。

用量用法

15～30克，水煎服。

11　麥門冬

功 效

養陰潤肺，清心除煩，益胃生津。

主治應用

（1）用於治療肺癌、胃癌、鼻咽癌、白血病等多種腫瘤。

（2）用於放療、化療後的氣陰兩傷者。

（3）用於燥咳痰粘、咯血、胃陰不足、舌乾口渴、心煩失眠等症。

用量用法

10～15克，水煎服。

12　百 合

功 效

潤肺止咳，清熱安神。

主治應用

用於治療肺癌、惡性淋巴瘤、白血病及腫瘤患者的心煩、失眠等症。

用量用法

15～30克，水煎、蒸食或煮粥服用。

13 枸杞子

功 效

滋腎補血，養肝明目。

主治應用

用於腫瘤患者的血虛陰虧或放療、化療引起的白細胞減少和貧血等症。

用量用法

15～30克，水煎或泡酒服用。

14 熟地黃

功 效

滋陰養血，補精益髓。

主治應用

用於中、晚期惡性腫瘤而見肝腎不足者，近年亦用於食管癌前病變的預防。據臨床研究，以地黃為主藥的六味地黃丸治療可疑食管癌與食管上皮細胞重度增生患者46例，結果癌變的1例，穩定的4例，好轉的41例。對食管上皮細胞增生的好轉率為89.9％。

用量用法

10～30克，水煎服。

15 當 歸

功 效

補血，活血，止痛，潤腸。

主治應用

（1）用於消化道腫瘤、白血病、子宮頸癌、乳腺癌等多種腫瘤及中、晚期腫瘤患者有血虛徵象者。

（2）用於血虛諸症，常與黃芪配伍，即當歸補血湯。

（3）用於癰疽瘡瘍，能排膿消腫、活血止痛，常與金銀花、赤芍、山甲等配伍。

（4）用於血虛便秘、虛寒腹痛、跌打損傷等。

用量用法

10～15克，水煎服。

16 雞血藤

功 效

補血活血，舒筋活絡。

主治應用

（1）用於治療腸癌、骨癌、腦瘤、肝癌、胃癌、鼻咽癌、白血病等多種腫瘤。

（2）用於化療及放療所致的白細胞減少等症。

（3）用於貧血、痛經、風濕痺痛等症。

用量用法

15～30克，水煎服。

17 白 芍

功 效

養血斂陰，柔肝止痛，平抑肝陽。

主治應用

（1）用於治療肝癌、胃腸道腫瘤、子宮頸癌、白血病等。

（2）用於癌性疼痛，常與甘草相配伍，即芍藥甘草湯。

（3）用於肝陽上亢、頭痛眩暈及肝氣不和、脅肋脘腹脹痛等症。亦用於月經不調、自汗盜汗等症。

用量用法

10～15克，水煎服。

18 茯 苓

功 效

利水滲濕，健脾，安神。

主治應用

（1）用於各類中、晚期腫瘤及放療、化療治療之後，多配伍其他藥物應用。

（2）用於脾虛症。

用量用法

15～30克，水煎服。

19 薏苡仁

功 效

利水滲濕，健脾除痺，清熱排膿。

主治應用

（1）用於治療肺癌、腸癌、子宮頸癌、絨毛膜上皮癌等。據臨床研究，用薏苡仁、菱實、藤瘤、訶子各20克，水煎服，能對治療癌症有效用。

（2）用於小便不利、水腫、風濕痺痛等症。

用量用法

15～30克，水煎服。

20 土茯苓

功 效

清熱解毒，除濕通絡。

主治應用

用於多種癌症的治療。如治療白血病時可與龍葵、半枝蓮、紫草相配伍；治療消化道腫瘤時常與白花蛇舌草、七葉一枝花、薏苡仁等同用；治療骨腫瘤或腫瘤骨轉移（症見骨關節疼痛、拘攣）時，可與菝葜、川牛膝、土貝母、威靈仙、露蜂房等相配伍。最常用於泌尿系腫瘤，多與龍葵伍用。

用量用法

　　30～60克，水煎服。外用適量，研末調敷。

21　石上柏

功 效

　　清熱解毒，抗癌。

主治應用

　　（1）治療鼻咽癌、喉癌、肺癌、肝癌、胃癌、食管癌、絨毛膜上皮癌、乳腺癌等。臨床上可用全草乾品15～60克，加瘦豬肉30～60克，或大棗數枚，清水8～9碗，煎6小時成1碗，每日1劑，連服1月至數月，一般無不良反應。

　　（2）治療上呼吸道感染、咽喉腫痛、風熱咳嗽等。

用量用法

　　5～15克，水煎服。

22　半枝蓮

功 效

　　清熱解毒，散瘀活血，利尿。

主治應用

　　（1）用於各種癌症，與其他抗癌中草藥配伍應用。如治療胃癌時可與白花蛇舌草、獼猴桃根配伍；治療肝癌時可與半邊蓮、龍葵、七葉一枝花等配伍；半枝蓮、白花蛇舌草各30克，水煎當茶飲，可在肺癌、鼻咽癌、直腸癌、口腔癌等放療、化療期間配合使用。

（2）用於癰腫瘡毒及毒蛇咬傷時，內服或外敷。

用量用法

　　10～30克，水煎服。

23　魚腥草

功　效

　　清熱解毒，利尿排膿。

主治應用

　　（1）用於肺癌熱毒壅盛型，常與蒲公英、白花蛇舌草、石上柏、龍葵等配伍。亦可用於鼻咽癌、喉癌、乳腺癌等。與赤小豆、葶藶配伍可用於癌性胸、腹水的治療。

　　（2）用於肺癰咯血、熱毒瘡瘍、熱淋等。

用量用法

　　15～30克，水煎服。外用適量。

24　紫　草

功　效

　　清熱解毒，涼血透疹。

主治應用

　　（1）用於治療絨毛膜上皮癌、肺癌、甲狀腺癌、胃癌、肝癌、鼻咽癌及白血病等。

　　（2）用於治療濕熱病發的斑疹、瘡瘍、濕疹、水火燙傷等症。

用量用法

　　10～30克，水煎服。

25 仙鶴草

功 效

解毒消腫，收斂止血，殺蟲。

主治應用

用於治療各種癌症及癌性出血，如肺癌、胃癌、腸癌、肝癌、膀胱癌、子宮頸癌等。

用量用法

30～60克，水煎服。

26 藤梨根

功 效

清熱解毒，健胃利濕。

主治應用

（1）用於胃腸道腫瘤。常與半枝蓮、野葡萄根、鳳尾草、蚤休等配伍應用；亦可用於子宮頸癌。

（2）用於消化不良、嘔吐、腹瀉、黃疸、風濕關節痛等症。

用量用法

15～30克，水煎服。

27 野葡萄藤

功 效

清熱祛濕，利尿消腫。

主治應用

（1）用於直腸癌、乳腺癌、肝癌、惡性淋巴瘤等。

（2）用於關節腫痛、小便不利、濕熱黃疸等症。

用量用法

　　30～60克，水煎服。

28　山　楂

功 效

　　活血化瘀，消食健胃。

主治應用

　　用於治療食管癌、胃癌、肝癌等及晚期腫瘤的消化不良等症。

用量用法

　　10～15克，水煎服。

29　烏　梅

功 效

　　消腫軟堅，斂瘡蝕肉，殺蟲安蛔。

主治應用

　　用於治療食管癌、胃癌、大腸癌、膀胱癌、子宮頸癌、皮膚癌等。

用量用法

　　5～10克，水煎服。

30　夏枯草

功 效

　　清肝火，散鬱結。

主治應用

　　（1）用於甲狀腺癌、乳腺癌、肺癌、淋巴肉瘤、肝癌等。常與牡蠣、海藻、貝母等同用。

　　（2）用於痰火鬱結而致瘰癧、癭瘤，常與玄參、牡蠣、昆布等配伍。

（3）用於肝火上炎、目赤腫痛、目珠疼痛等症，常配石決明、黃芩、菊花、蟬蛻等應用。

用量用法

15～30克，水煎服。

31 海 藻

功 效

消痰軟堅，利水。

主治應用

（1）用於治療甲狀腺癌、晚期乳腺癌、子宮頸癌、直腸癌等多種腫瘤。

（2）用於癭瘤、瘰癧等症。治癭瘤，常與昆布、貝母、青皮等配伍使用，如海藻玉壺湯；治瘰癧，常與夏枯草、連翹、玄參等同用，如內消瘰癧丸。

用量用法

15～30克，水煎服。

四 癌症藥膳精選

防癌藥膳

1 山楂菊花茶

配 料

　　山楂10克，白菊花9克。

製 法

　　將山楂、菊花用清水洗淨，或用沸水泡5分鐘，棄掉水，再用沸水沖泡代茶。

用 法

　　當茶飲，每日1次。

功 效

　　防癌、抑癌。

主 治

　　防癌或用於癌症患者。

來 源

　　《實用抗癌藥膳》。

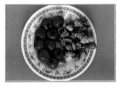 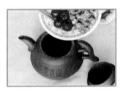

山楂、白菊花。　　　　將山楂、菊花洗淨。

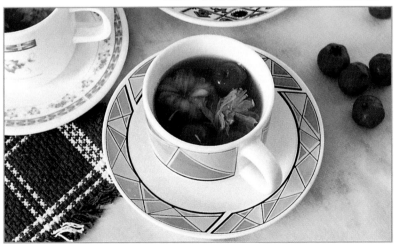

2 香菇豆腐飯

配 料

　　茯苓10克，大米700克，乾香菇10隻，油豆腐3塊，胡蘿蔔、青菜適量，醬油、鹽各適量。

製 法

　　將茯苓洗淨，煎煮30分鐘，過濾，濾汁待用。將香菇、油豆腐切絲，入油鍋中煸炒，放適量作料，對入茯苓濾汁，再放入淘好的大米，煮成飯即可。

用 法

　　可當主食。

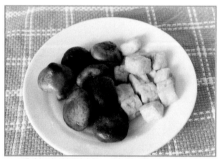

香菇味道鮮美，營養豐富。含有多糖、氨基酸及各種微量元素，具有增強機體免疫功能的作用。香菇多糖還是常用的抗癌藥。

功 效

　　補脾益氣、安神壯體，並有防癌之效。

主 治

　　預防癌症或腫瘤患者偏氣虛者。

來 源

　　《實用防癌保健及食療方》。

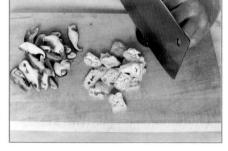

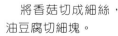

將香菇切成細絲，油豆腐切細塊。

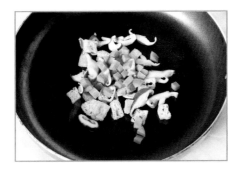

將切好的香菇、
油豆腐放入 炒鍋中
煸炒；放適量調料
及配料，如胡蘿蔔
或青豌豆等。再對
入茯苓汁。

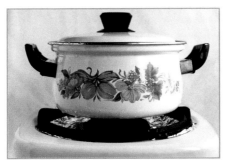

放入淘好
的大米，加適
量水，上鍋蒸
30 分鐘。

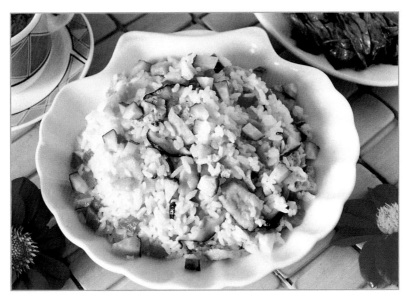

3 苡仁蓮子粥

配 料

薏苡仁100克（2兩），粳米100克（2兩），蓮子20～30克，
冰糖或白糖少許。

製 法

先將蓮子泡開剝皮去心與薏苡仁、粳米同煮為粥，放入冰糖
或白糖。

用 法

早晚食之。

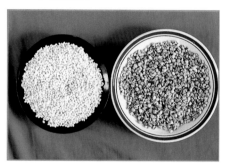

薏苡仁又叫米仁、薏米，是營養豐富
的穀類食品，可食可藥。具有健脾益
氣、清利濕熱等功效。目前，各大商
場、超市及藥店均有售。

功 效

健脾補肺、清熱利
濕、補虛益損，並有抗病
毒、防癌的作用。

主 治

癌症預防或各種腫瘤
患者。

來 源

《疾病的食療與驗
方》。

蓮子是人們常食的
一種食品，富含澱粉
和棉子糖，具有養心
益腎、補脾澀腸的作
用。

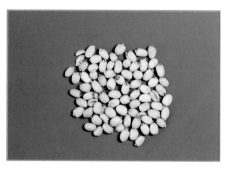

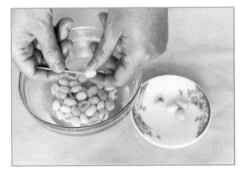

　　蓮子中有蓮子心，食前應泡開，剝去心。蓮子心可清心火、安心神。

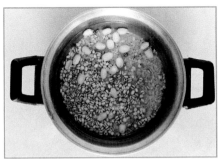

　　將蓮子肉、薏苡仁放入鍋中，加適量水煮至八成熟，再加入淘洗好的粳米，煮至米熟。

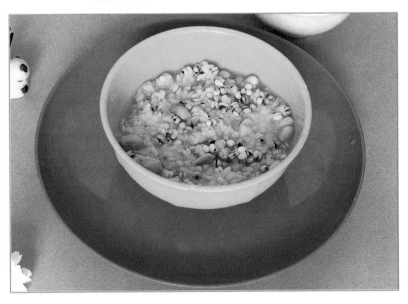

4　糖醋黃瓜圈

配 料

　　黃瓜 500 克，白糖、白醋各 30 克，麻油 5 克，生薑 1 塊。

製 法

　　取碗一隻，放入白糖、醋，倒入開水20克左右，使糖溶化，生薑洗淨，去皮切成細絲，放入糖醋汁中。將黃瓜洗刷乾淨，切去兩端蒂子，然後切成1厘米厚的黃瓜圈，刮去瓤，洗淨，瀝水。將黃瓜圈放入事先調好的糖醋汁中浸泡半小時後，取出裝盤，倒上糖醋汁，淋上芝麻油即成。

用 法

　　每日早晚食之。

功 效

　　黃瓜中含有的細纖維素，能促進胃腸蠕動，加速體內腐敗物質的排泄。黃瓜中的葫蘆素C，有抗腫瘤作用。此膳方可防癌。

主 治

　　預防癌症。

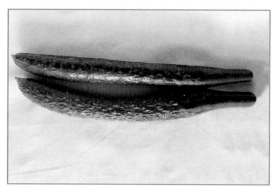

來 源

　　《康療食譜》。

　　黃瓜含有多種維生素、糖類以及各種微量元素，具有清熱、利水、解毒的作用。黃瓜中含有的丙醇、乙酸等，能抑制糖類物質轉化為脂肪，因而有減肥作用。

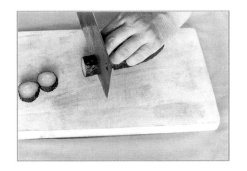

將黃瓜洗淨，切成1厘米厚的圈狀。

黃瓜中含有葫蘆素Ｃ，有抗腫瘤作用。

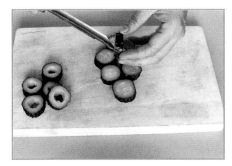

將切好的黃瓜刮去瓤，再洗淨，瀝水。將黃瓜圈放入已調好的糖醋汁中浸泡30分鐘。

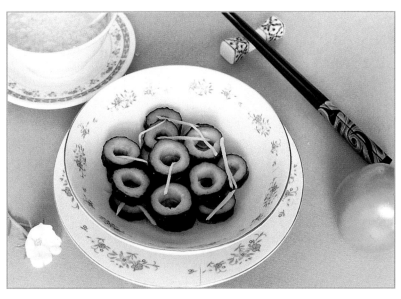

5 蓮子人參湯

配 料
蓮子 100 克，白參 20 克，冰糖 60 克。

製 法
鍋置火上加清水，放入乾白蓮煮 3 分鐘，加純鹼繼煮 30 分鐘，邊煮邊攪動，以摩擦蓮子外皮，蓮子皮脫，倒在盆內用清水淋洗兩次，把鹼水去掉，以免蓮子發紅澀口，用雙手循環搓揉 4～5 次，揉 1 次淋水 1 次。這樣蓮子的外皮自動脫落，直到去掉。鍋置小火上，待溫熱，放蓮子煮得水沸，再煮 5～10 分鐘，撈起濾乾水分。再用火柴粗的竹籤通過蓮子心，放到沸水鍋內稍煮，起鍋濾水。白參用清水洗淨後，與去心白蓮一起，放在湯碗內，加開水適量泡發，再加冰糖，上籠屜蒸燉 1 小時左右，爛時出籠。

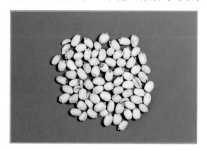

蓮子可以養心安神、益腎澀腸。可煮粥或羹，營養豐富。

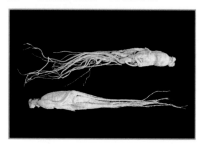

白參為人參的炮製品，是將人參焯燙浸糖乾燥後所得。

用 法
吃蓮喝湯，剩餘的白參與蓮子連燉 3 次，最後一併吃掉。

功 效
大補元氣、補中養神。

主 治
預防癌症或癌症患者的體虛、消瘦、疲倦、自汗。

來 源
《李時珍述藥菜譜》。

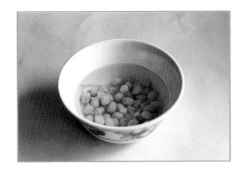

將蓮子、白參
用清水洗淨後，
泡發，再加上冰
糖。

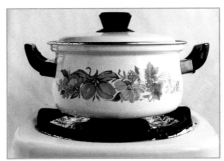

將蓮子、白
參上鍋隔水蒸
1 小時左右，
至熟爛。

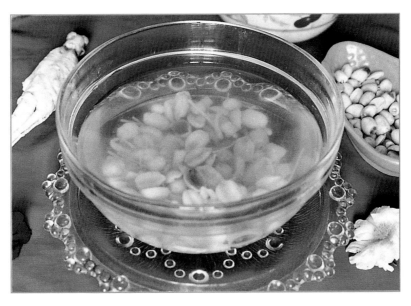

6 甲魚女貞枸杞湯

配 料

　　甲魚 1 隻，女貞子 30 克，枸杞子 30 克，山茱萸 30 克，蔥、薑、味精、精鹽各適量。

製 法

　　將甲魚宰殺，去頭及內臟，洗淨後放入沙鍋內；將枸杞子、山茱萸、女貞子洗淨，裝入紗布袋內，紮緊口成藥袋；蔥切段，薑切片。在沙鍋內加適量清水，放入藥袋，薑片、蔥段、精鹽，用武火燒開後，改用文火煮至甲魚熟爛，揀出藥袋、蔥段、薑片，調入味精，即可。

用 法

　　食甲魚喝湯。

功 效

　　滋補肝腎、抗癌。

主 治

　　防癌或用於肝癌、膀胱癌的輔助治療。

來 源

　　《大眾藥膳 500 例》。

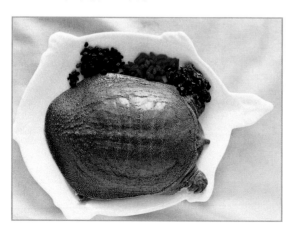

　　甲魚又叫元魚，營養豐富，具有益氣補虛、滋陰養血的作用，能促進血液循環，抑制腫瘤細胞的生長。女貞子是一種補肝腎的中藥；山茱萸、枸杞子亦具有滋補肝腎的作用。

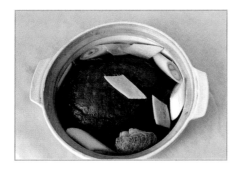

將甲魚去頭及內臟，洗淨後放入沙鍋，把枸杞子、女貞子、山茱萸洗淨，用紗布包好，同時放入沙鍋，加蔥段、薑片、精鹽。

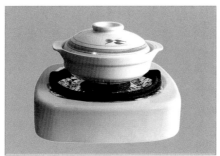

用武火燒開後，改用文火煮至甲魚熟爛，揀出藥袋，調入味精即可。

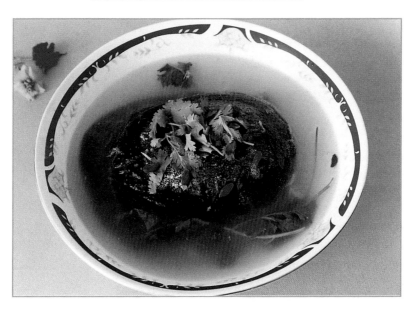

7 黃芪猴頭湯

配料

猴頭菌150克，黃芪30克，雞肉250克，生薑15克，蔥白20克，食鹽5克，胡椒麵、紹酒各適量，小白菜心100克，清湯750克。

製法

將猴頭菌沖洗後放入盆內用溫水泡發，約30分鐘。撈出，削去底部的木質部分，再洗淨，切成約2毫米厚的大片，發猴頭菌的水用紗布過濾待用。雞肉洗淨後剁成約3厘米長、1.5厘米寬的條方塊。黃芪用濕毛巾擦淨後切成馬耳形薄片。生薑、蔥白切成細節，小白菜心用清水洗淨待用。鍋燒熱後下入豬油，投入黃芪、薑、蔥、雞共煸炒後，放入食鹽、紹酒，發猴頭菌的水和少量清湯，用武火燒沸後再用文火燒約1小時左右，然後下猴頭菌片再煮半小時，即可入胡椒麵和勻。先撈雞塊放碗底，再撈猴頭菌片蓋在上面。湯中下入小白菜心，略煮片刻舀入碗內即成。

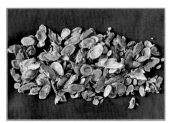
黃 芪

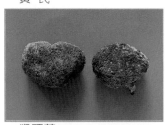
猴頭菌

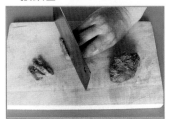
將猴頭菌泡發後切片

用法

佐餐服食。

功效

補氣養血、補腦強身。

主治

防癌或腫瘤患者而見體質虛弱者。

來源

《中國藥膳學》。

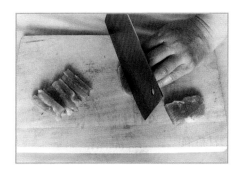

將雞肉切成細條

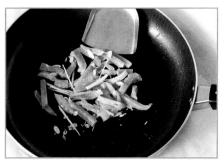

炒鍋放油燒熱，加黃芪、薑、蔥、雞肉煸炒，再加食鹽、紹酒，放少量清湯，武火燒開後改文火燒約1小時，再下入猴頭菌片燉30分鐘即可。

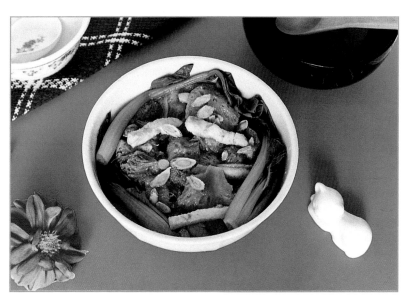

8 石首魚烏梅湯

配 料

石首魚（大黃魚）300克（1 條），烏梅6克，植物油、精鹽各少許。

製 法

將石首魚收拾好，洗淨，切段；烏梅洗淨。將鍋置火上，加入適量清水，放入石首魚、烏梅，慢火煮至魚熟湯濃時，再加入油、精鹽，即可食用。

用 法

喝湯，吃魚肉。

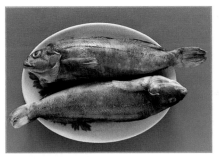

石首魚又叫黃魚，富含蛋白質以及各種礦物質，其中碘和磷的含量最高。具有開胃益氣、補虛益精、調中止痢、明目安神的作用。

功 效

健脾益胃、生精醒神，具有防癌、抗癌之效。

主 治

預防癌症或用於胃癌、食管癌、大腸癌等。

來 源

《大眾藥膳500例》。

烏梅具有斂肺止咳、生津止渴、澀腸止瀉的作用，能增強機體免疫功能。

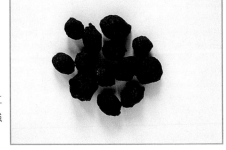

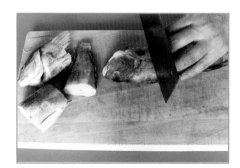

將石首魚洗去內臟，切成段，備用。

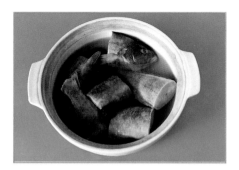

鍋中加入適量清水，放入石首魚段和烏梅，慢火燉至魚熟湯濃時即可。

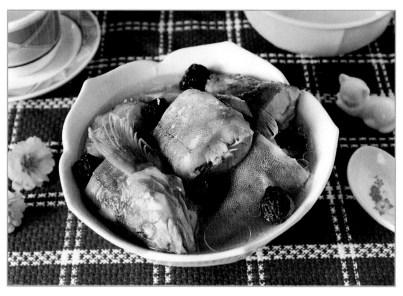

9 雙花飲

配料

　　金銀花50克，菊花50克，山楂50克，精製蜂蜜500克。

製法

　　將金銀花、菊花、山楂擇選乾淨，放入鍋內，注入清水，用文火燒沸半小時，即可起鍋，濾出煎液待用。然後，將蜂蜜倒入乾淨鍋內，用文火加熱保持微沸，煉至色微黃，粘勻成絲即成。將煉製過的蜂蜜緩緩倒入熬成的汁內，攪拌均勻，待蜂蜜全部溶化後，用紗布兩層過濾去渣，冷卻後即成。

用法

　　隨意飲用。

功效

　　清熱解暑、健脾防癌。

主治

　　預防癌症。

來源

　　《中國藥膳學》。

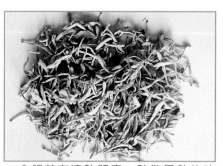

　　金銀花有清熱解毒、疏散風熱的功效，並有明顯的抗炎及抗癌作用。一般藥店均有售。

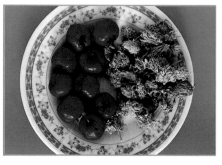

　　菊花具有平肝明目、清熱解毒的作用；山楂能消食化積、行氣散瘀、促進消化。

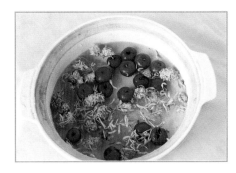

將金銀花、山楂、菊花洗淨,放入沙鍋,加適量水,文火煎煮30分鐘。

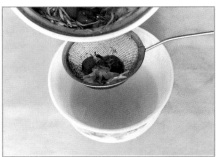

把煎煮好的藥液過濾。濾液加入煉製好的蜂蜜,即可。也可連藥一起飲用。

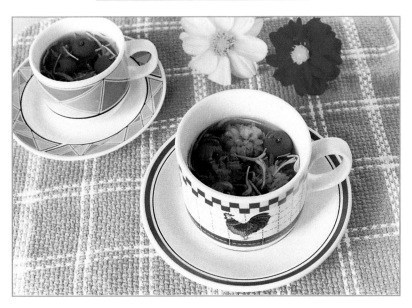

10 玉合蘋果湯

配 料

　　玉竹、百合各30克，蜜棗5枚，陳皮1塊，大蘋果3個，豬肉250克。

製 法

　　將玉竹、百合、蜜棗、陳皮用水清洗；蘋果去皮核，切塊，全部放入沙鍋中，注入大半鍋水，煮開時加入豬肉，中火約2小時，調味即成。

用 法

　　食肉飲湯。

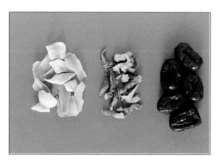

功 效

　　滋陰潤燥、調和五臟，並清心火和止咳安神之效。

主 治

　　肺癌。

來 源

　　《四季補品精選》。

　　百合養陰、潤肺、止咳；玉竹生津止渴、養陰潤燥；大棗補中益氣、養血安神。

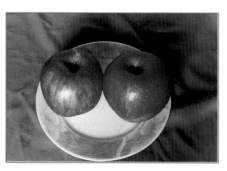

　　蘋果健脾益胃、生津潤燥。所含蘋果酸可以抑制癌細胞擴散。

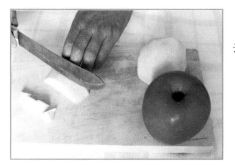

將蘋果洗淨，削
去皮，切成小塊。

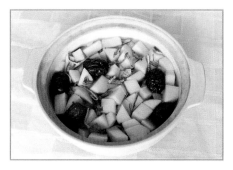

將蘋果塊、
玉竹、百合、
蜜棗、陳皮放
入沙鍋，加適
量水，中火燉
2 小時。煮開
時放入肉片。

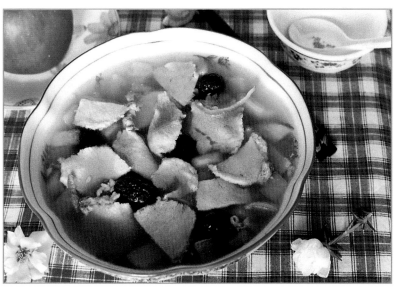

11 海帶冬瓜薏米湯

配 料

　　海帶50克，冬瓜100克，薏米50克，白糖適量。

製 法

　　將海帶用溫水發好，切成細絲備用；冬瓜去皮，切成小塊；薏米淘洗乾淨後共同下鍋，加水適量，用武火煮沸，然後改用文火慢燉至粥成，即可。

用 法

　　每日1次，服時加上白糖。

功 效

　　清熱、祛濕、利水。

主 治

　　適用於高血壓的濕熱中阻，上擾頭目所致的頭痛眩暈、心煩不寐、口苦、咽乾、納差、小便不利等症。

來 源

　　經驗方。

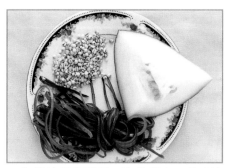

海帶能解毒消腫、清熱利水；冬瓜能清熱消暑；薏米能健脾益氣、清利濕熱。

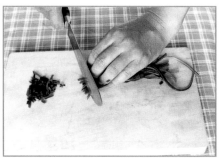

將海帶用溫水發好，切成細絲。

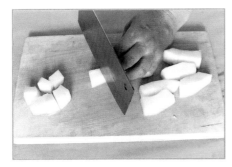

將冬瓜洗淨，
去皮，切塊。

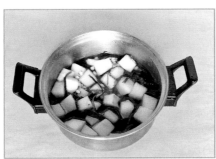

將薏米、冬
瓜塊、海帶絲
放入鍋中，加
水適量，武火
煮沸，文火燉
至做成。

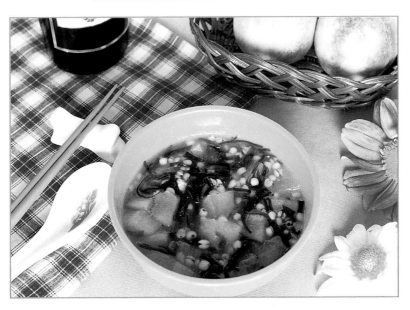

抗癌藥膳

1 人參粳米粥

配 料

人參末 3 克（或黨參末 15 克），冰糖少量，粳米 60 克。

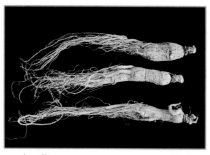

人 參

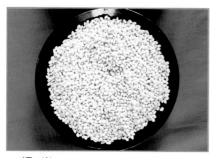

粳 米

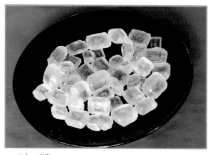

冰 糖

製 法

先將人參剪碎，放入沙鍋中，加適量水煎煮 20 分鐘，再用人參汁煮粥，熬至米熟即可。

用 法

空腹隨量食用。

功 效

人參性溫，味甘，微苦，具有大補作用，能提高人體腦力、體力功能；增強人體對各種有害刺激的防禦能力，還能調節人體代謝。若有內熱火大的人，可將人參用黨參代替。此膳方能益元氣、補五臟、生津液、止泄瀉、抗衰老。

主 治

晚期惡性腫瘤，惡病質。

使用注意

陰虛陽亢、火鬱內熱諸症忌用。

來 源

《巧吃治百病》。

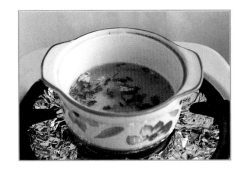

將人參剪碎，
放入鍋中，煎煮
20分鐘，過濾，
備用。

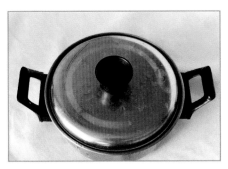

粳米淘洗
乾淨，用人參
汁煮至米熟。

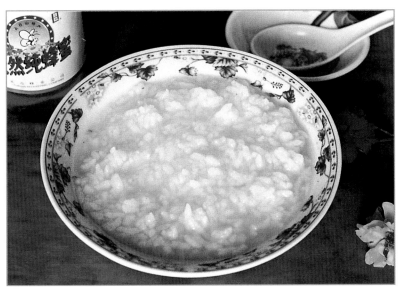

2 翡翠猴頭菇

配 料

　　青菜心（或油菜梗）12 棵，水發猴頭菇片 75 克，雞蛋（清）3 個，調料、料酒、醬油、鹽、糖、味精、乾澱粉、水澱粉、清湯、花生油、芝麻油適量。

製 法

　　將菜心削成鸚鵡嘴狀，洗淨；猴頭菇片加鹽、味精、蛋清、乾澱粉拌勻上好漿。起小油鍋燒熱，下菜心煸透，加鹽、味精、清湯，加蓋燒片刻，將菜心起鍋，整齊地(根部朝外，葉朝盆中)排在圓盤中。取炒鍋放火上燒熱，用油滑鍋後加花生油 500 克左右，到油溫四五成熱時，下猴頭菇劃散後倒進漏勺瀝油，鍋中下料酒、醬油、糖、味精、清湯燒開下猴頭菇片後，即用水澱粉翻勻，淋上芝麻油，起鍋裝在排好的菜心中間。

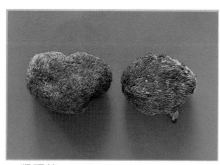

猴頭菇

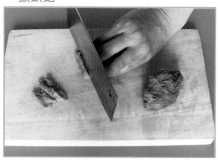

　　將猴頭菇水發後，去硬蒂，切成薄片，備用。

用 法

　　佐餐食用。

功 效

　　補中益氣、解毒抗癌、清熱化痰。

主 治

　　虛癆、癌症。

來 源

　　《中醫食療方全錄》。

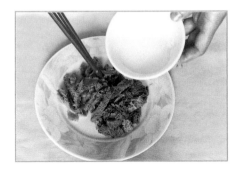

用鹽、味精、蛋清、乾澱粉拌上猴頭菇片。

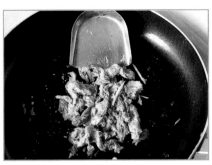

炒鍋燒熱,下醬油、料酒、糖、味精及猴頭菇片,片刻,加入水澱粉,淋上芝麻油,起鍋。

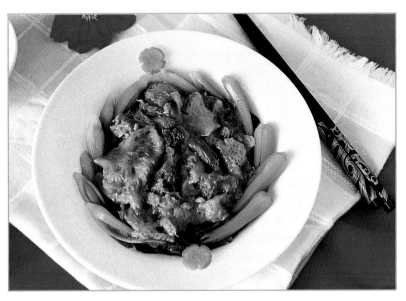

3 苡仁海帶蛋湯

配 料

　　海帶 30 克，薏苡仁 30 克，雞蛋 3 個。

製 法

　　將海帶洗淨，切成條狀；薏苡仁洗淨，加水，一起放入高壓鍋內燉至極爛，連湯備用。鍋置旺火上，放入豬油適量，將打勻的雞蛋炒熟，隨即將海帶、薏苡仁連湯倒入，加適量鹽、胡椒粉，出鍋加味精，即可上桌。

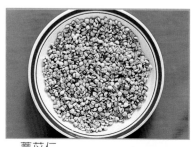

薏苡仁

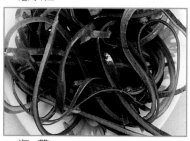

海 帶

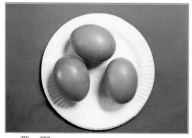

雞 蛋

用 法

　　常食。

功 效

　　海帶營養豐富，既可做湯，又可涼拌，味道鮮美。海帶中的鈣具有防止血液酸化的作用，而血液酸化是導致癌變的因素之一，因此海帶又被稱為抗癌食品。薏苡仁又叫薏米，具有健脾益氣、清利濕熱的作用。有報道指，對癌細胞有阻止成長和傷害作用。此膳方能解毒、活血、軟堅。

主 治

　　癌症。

來 源

　　《實用抗癌藥膳》。

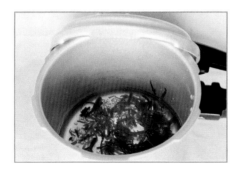

　　將薏苡仁淘洗
乾淨；海帶洗淨，
切成條狀，加適量
水，放入高壓鍋
中，加閥後 20 ～
30 分鐘即可。

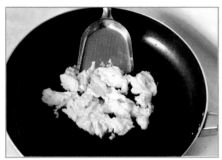

　　油鍋燒熱，
將打勻的雞蛋
炒熟，倒入燉
熟的海帶、薏
苡仁湯，加適
量調味品。

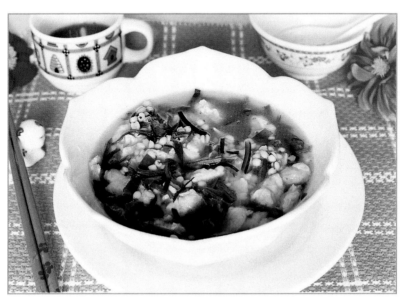

4 蠣肉帶絲湯

配 料

蠣肉 250 克，海帶 50 克。

製 法

將海帶泡水發脹，洗淨，切細絲，放水中煮至熟軟後，再放入牡蠣肉同煮沸，以食鹽、豬油調味。

用 法

佐餐。

功 效

海帶具有清熱利水、軟堅化痰的功效；牡蠣能滋陰養血、清熱解毒。二者合用能滋陰補虛、軟堅散結，並有抑癌的功效。

主 治

頸淋巴腫瘤、甲狀腺腫瘤。

來 源

《食療本草學》。

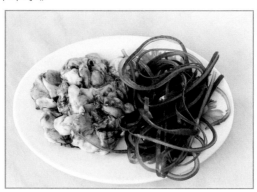

海帶中的褐藻酸鈉鹽有預防白血病和骨痛病的作用，對動脈出血也有止血作用，因而對肥胖症、血管硬化、冠心病、高血壓有一定的預防和輔助治療作用。據報道，海帶對大腸癌有明顯的抑制作用。牡蠣營養豐富，含有牛磺酸，可促使膽固醇分解而降血脂，常食能使皮膚細膩，並能提高性活力。

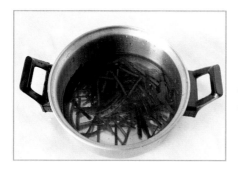

將海帶泡發，
或用已泡好的切成
細絲，放入鍋中，
加水煮至熟軟，備
用。

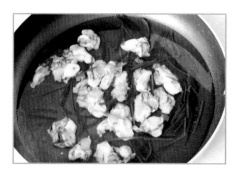

炒鍋加豬
油，放入牡蠣
和煮好的海帶
及湯，稍煮，
加鹽調味。

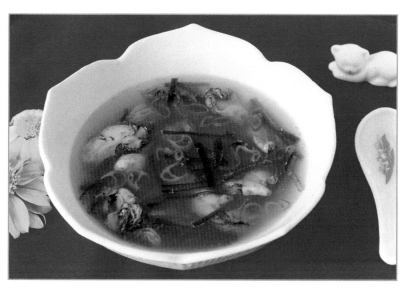

癌症藥膳精選 / 55 ●

5 菊花枸杞飲

配 料

　　菊花、枸杞子各 9 克，決明子 6 克。

製 法

　　將桑葉、菊花、枸杞子、決明子洗淨，放入沙鍋中煎煮或直接泡入壺中 30 分鐘。

用 法

　　代茶飲用。

功 效

　　菊花能疏散風熱、平肝明目及解毒；枸杞子能補肝腎；決明子具有潤腸通便、清肝明目的作用。三藥合用，可清肝、瀉火、明目。

主 治

　　鼻咽癌。

來 源

　　《實用防癌保健及食療方》。

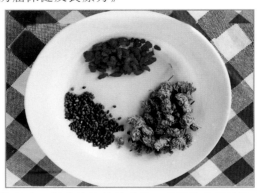

　　菊花含有揮發油，對金黃色葡萄球菌、多種致病杆菌及皮膚真菌有一定抗菌作用；決明子中含有大黃酚、大黃素，能抑制血清膽固醇升高和主動脈粥樣硬化斑塊的形成；枸杞子含多種營養成分，能抗衰老、抗突變、抗腫瘤、保肝及降血糖。

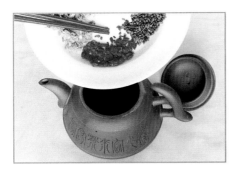

將枸杞子、菊花、決明子洗淨，放入茶壺中。

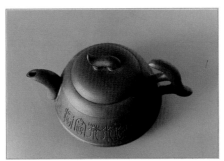

加沸水燜30分鐘，即可飲用。此方藥量可連續沴泡多次，最好勿隔夜。

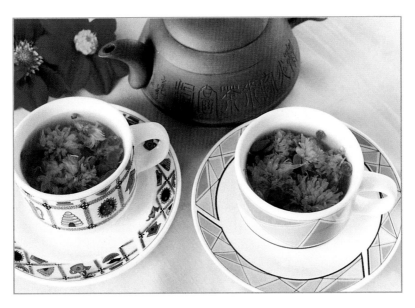

6 洋參百合湯

配 料

西洋參6克（如無，以人參3克或沙參6～9克代之），百合15克。

製 法

將西洋參、百合泡發，放碗中，上屜蒸爛。

用 法

隨意食用。

功 效

西洋參性涼，味苦、甘，具有益肺陰、清心及生津止渴的作用；百合性寒，味甘，具有養陰潤肺、止咳、清心安神的作用，二者合用可以潤肺清咽。

主 治

肺癌。

來 源

《醫醫偶錄》。

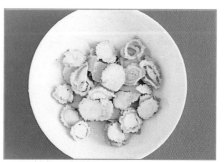

西洋參又名花旗參，藥店和商店均有售，溫補之力不像人參那麼峻烈，因此，易於讓人們接受。

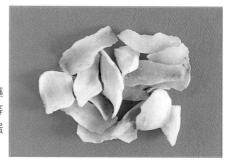

百合營養豐富，可藥可食，含有秋水仙鹼等多種生物鹼及澱粉、蛋白質、脂肪等。

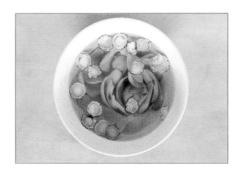

將西洋參、百合洗淨，用清水泡發，備用。

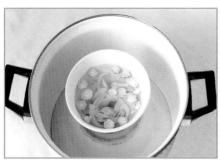

將泡發後的西洋參、百合上屜蒸1小時，至百合爛熟。

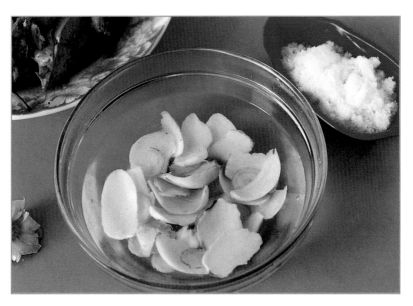

7 太子鴨

配 料

太子參15克，鴨（雞、豬）肉適量。

製 法

將太子參洗淨，與鴨肉塊同放入沙鍋中，共燉至熟。

用 法

飲湯食肉。

功 效

太子參為石竹科多年生草本植物孩兒參的塊根，具有補氣生津作用。與鴨肉合用，更能起到補肺、益氣、生津的作用。

主 治

肺癌。

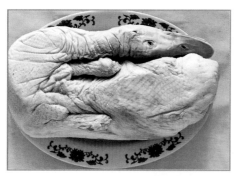

來 源

《實用防癌保健及食療方》。

鴨肉滋陰養胃、利水消腫，是人們常吃的食物，營養價值很高。

太子參中含有太子參多糖、多種微量元素及人體必需的多種氨基酸，具有補氣生津作用。

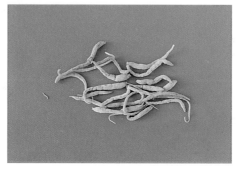

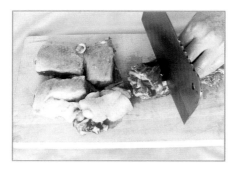

將鴨洗淨，除去內臟，切塊。

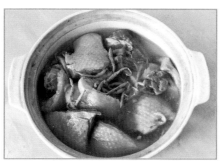

將太子參洗淨，與鴨肉塊一起放入沙鍋中，加適量水，燉1小時。

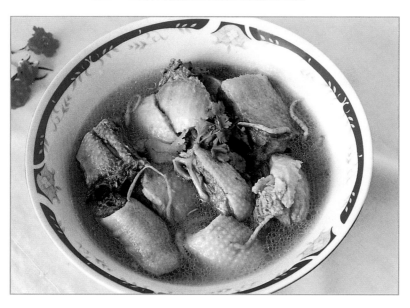

8 百合豬肺湯

配 料

百合 30 克，人參 5 克，豬肺 250 克。

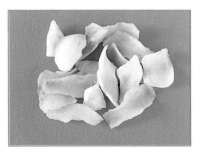

百合能養陰潤肺止咳，清心安神。

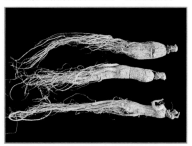

人參能大補元氣、補脾益肺。

製 法

將百合、人參洗淨，豬肺切塊，放入鍋中共煮；燉熟後以少許食鹽調味。

用 法

飲湯吃參、百合及豬肺。

功 效

益氣養陰。

主 治

中、晚期肺癌。

來 源

《實用抗癌藥膳》。

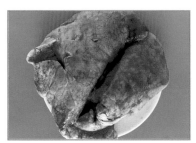

豬肺具有補虛、止咳、止血作用，能治肺虛、久咳、咯血。

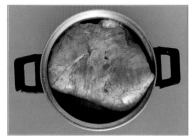

先將豬肺放入鍋中，加適量水煮沸，擠去血沫。

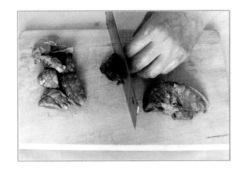

將煮好的豬肺切塊

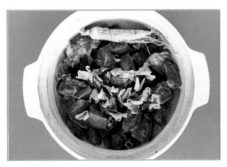

沙鍋中加入豬肺、百合、人參，加適量水，中火煮1小時，加入食鹽調味。

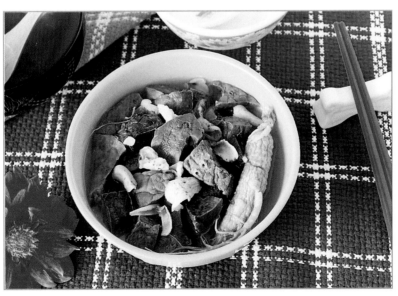

9 海帶猴頭菇湯

配料

　　熟地黃15克，當歸12克，桃仁9克，紅花6克，海帶20克，猴頭菇30克，調料適量。

製法

　　將上述四味藥煎湯去渣，放入海帶、猴頭菇煮熟，加調料服食。

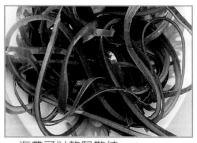

海帶可以軟堅散結

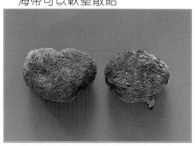

猴頭菇為一種營養豐富的食用菌。

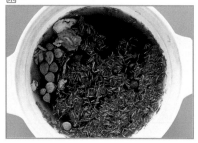

用法

　　每天1劑，連服20～30天。

功效

　　熟地黃能補血滋陰、益精填髓；當歸可以活血調經、補血潤腸；桃仁、紅花能活血化瘀、通經止痛。此膳方能滋陰養血、散結行瘀。

主治

　　食管癌。

來源

　　《疾病的食療與驗方》。

　　將熟地黃、當歸、桃仁、紅花稍洗，放入沙鍋，加適量水煎煮30分鐘。

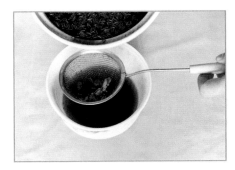

將煎煮好的
藥湯過濾

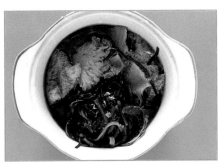

用濾液燉海
帶、猴頭菇,
燉熟加調味
料。

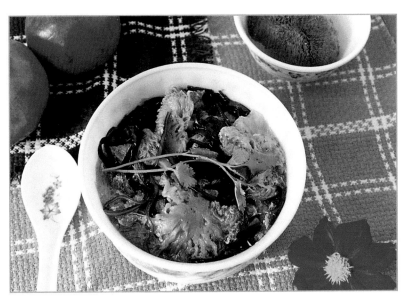

10 烏梅粥

配 料

烏梅15～20克，粳米100克，冰糖適量。

製 法

先將烏梅煎取濃汁去渣，

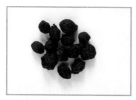

烏 梅

放入粳米煮粥，粥熟後加冰糖少許，稍煮即可。

用 法

空腹頓食。

功 效

收澀止血、斂肺止咳、澀腸止泄。

主 治

胃癌出血、久瀉。

來 源

《實用防癌保健及食療方》。

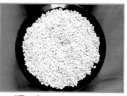

粳 米

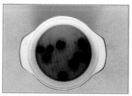

將烏梅煎取濃汁

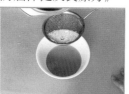

過濾

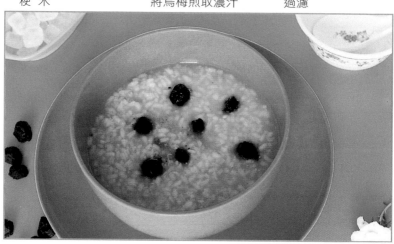

11 茯苓粥

配 料

　　茯苓15克，粳米100克，鹽、味精、胡椒粉適量。

製 法

　　將茯苓加水煎煮30分鐘，過濾，濾液待用；粳米洗淨，與藥液共入鍋中，加水適量，文火熬至米爛，加鹽、味精、胡椒粉即成。

用 法

　　每日早晚各1次溫服。

功 效

　　健脾利濕、抗癌。

主 治

　　肝癌、胃癌。

來 源

　　《仁齋直指方》。

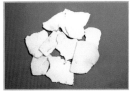
茯 苓

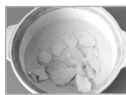
加水煎煮茯苓

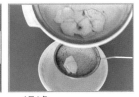
過濾

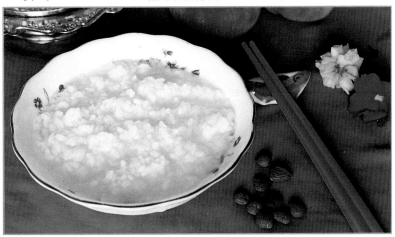

12 麥門冬粥

配 料

麥門冬、生地黃各適量，大米200克，薏苡仁100克，生薑汁5～10毫升。

製 法

將麥門冬、生地黃分別洗淨，煎煮30分鐘，過濾；取濾液，將大米、薏苡仁加水煮熟後，對上藥汁，煮成稀粥。

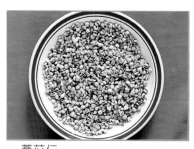

薏苡仁

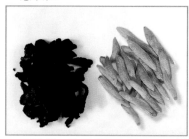

麥門冬、生地黃。

用 法

當飯食用。

功 效

麥門冬具有養陰潤肺、益胃生津作用；生地黃能清熱涼血；薏苡仁能利水滲濕、清熱排膿。這些藥與大米一起，能補脾和胃、養陰潤燥。此膳方能補脾和胃、養陰潤燥。

主 治

胃癌嘔逆。

來 源

《遵生八箋》。

將麥門冬、生地黃洗淨，放入沙鍋中煎煮30分鐘。

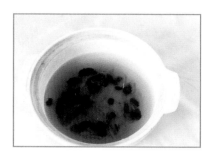

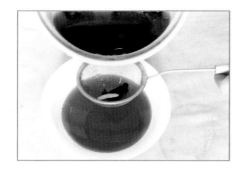

將煮好的藥液過濾，濾液備用。

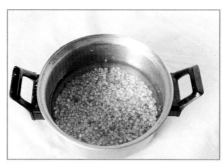

先將淘洗好的薏苡仁放入鍋中，煮至半熟，再加大米，煮至大米熟止。

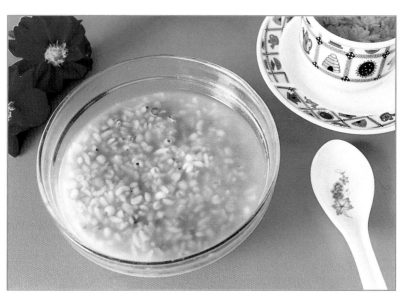

13 脊肉仙桃汁

配 料

豬脊肉150克，獼猴桃2個，麻油500克， 白糖50克，水澱粉20克。

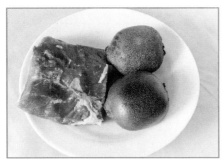

豬脊肉、獼猴桃。

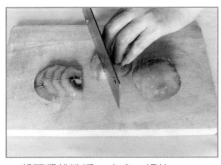

將獼猴桃洗淨，去皮，切片。

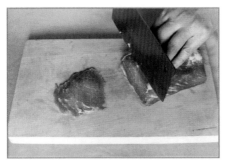

製 法

將豬脊肉切薄片，先用適量鹽、胡椒粉和料酒腌一下，再用雞蛋、濕澱粉調糊待用。麻油500克燒至六成熱，將掛糊肉片炸至半熟，取出，另放油炒肉，再倒入獼猴桃片，急火炒至肉熟，出鍋即成。

用 法

少量多次服用。

功 效

抗癌。

主 治

胃癌、肝癌、大腸癌等消化系統腫瘤。

來 源

《實用抗癌藥膳》。

將豬脊肉洗淨，剔去筋膜，切成薄片。

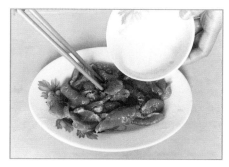

用鹽、胡椒粉、料酒腌肉，再用雞蛋、濕澱粉調糊。

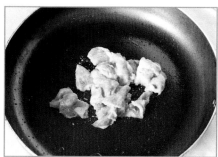

將掛糊肉片放入鍋中炸至半熟，再與獼猴桃片一起炒至肉熟。

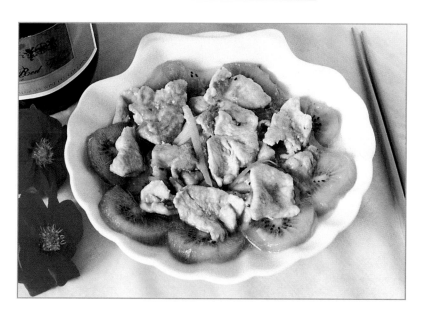

14 山藥扁豆粥

配 料

　　山藥、扁豆、大米各適量。

製 法

　　將山藥洗淨，去皮切片。扁豆煮至半熟，加大米、山藥同煮成粥。

用 法

　　每日空腹服用。

功 效

　　白扁豆具有健脾、化濕、消暑的作用；山藥能益氣養陰、補脾、肺、腎，固精止帶。二者與大米合用，可以健脾化濕、補氣抗癌。此膳方能健脾化濕、抗癌。

主 治

　　肝癌。

來 源

　　《天然保健食品與療法》。

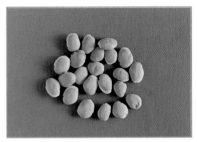

扁 豆

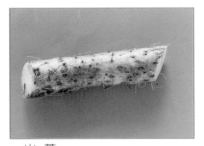

山 藥

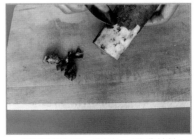

將山藥洗淨，削皮，切成薄片。

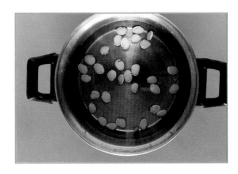

扁豆於各大商
店及藥店有售，
比較堅硬，不易
爛，因此，應先
煮至半熟。

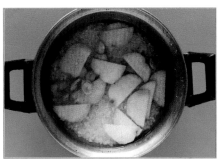

再將大米淘
洗乾淨，與山
藥一起，放入
鍋內，同煮至
米爛止。

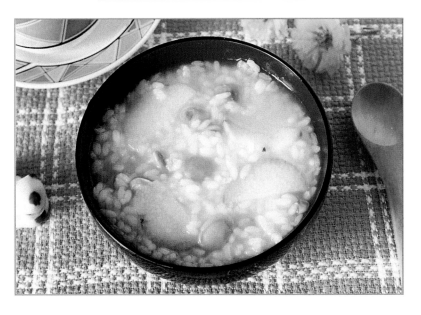

15 苡仁蘿蔔飲

配 料

薏苡仁50克，白蘿蔔1個。

製 法

將白蘿蔔洗淨，切塊，煮取汁；再把薏苡仁洗淨，與白蘿蔔汁共入碗中，上蒸籠蒸1小時即成。

用 法

每日早晚分食盡，連服10日。

功 效

白蘿蔔營養豐富，含有大量的糖類和多種維生素，其中維生素C比梨和蘋果高8～10倍，故有"不是水果，勝似水果"的美譽。能促進新陳代謝，幫助消化。此膳方能健脾利水、抗癌。

主 治

肝癌及癌性腹水患者。

來 源

《抗癌益壽食物與食療妙方》。

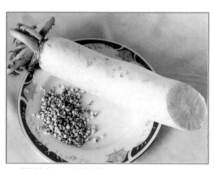

薏苡仁、白蘿蔔。

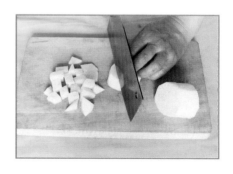

將白蘿蔔洗淨，削去皮，切成小塊。

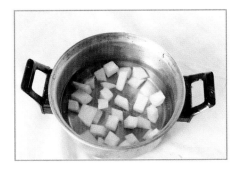

將蘿蔔塊放入鍋
中,加適量水,煮
30 分鐘,取汁備
用。

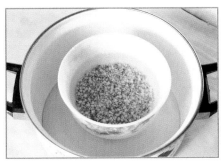

將淘洗乾淨
的薏苡仁放入
碗中,對入白
蘿蔔汁,上鍋
隔水蒸 1 小
時。

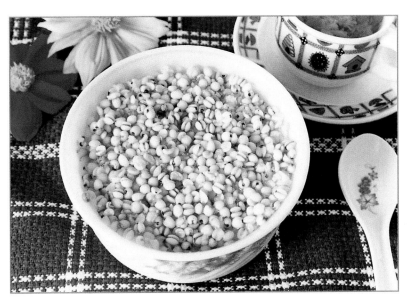

16 川芎黃芪粥

配 料

　　川芎6克，黃芪15克，糯米50～100克。

製 法

　　川芎、黃芪先煎取汁，下糯米煮粥。

用 法

　　溫服。

功 效

　　川芎具有活血行氣、袪風止痛的作用；黃芪能補氣升陽、固表止汗、利尿消腫。二者合用，可補脾益氣、行氣活血。

主 治

　　白血病、鼻咽癌、肝癌。

來 源

　　《實用抗癌藥膳》。

   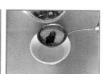

川　芎　　　　黃　芪　　　　先煎取汁　　　　過濾

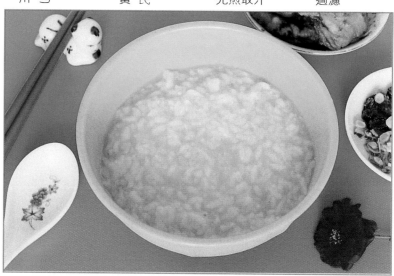

17 天冬茶

配 料

天門冬 8 克，綠茶 1 克。

製 法

將天門冬剪成碎片，與茶共置杯中，用沸水浸泡 5 分鐘即可。

用 法

每日代茶飲用。

功 效

天門冬含天門冬素、粘液質及多種氨基酸，具抗腫瘤活性，對多種細菌有抑制作用。

主 治

早期乳腺癌、白血病。

來 源

《食物防癌指南》。

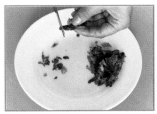

將天門冬剪成碎片

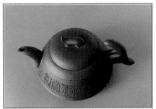

用沸水浸泡

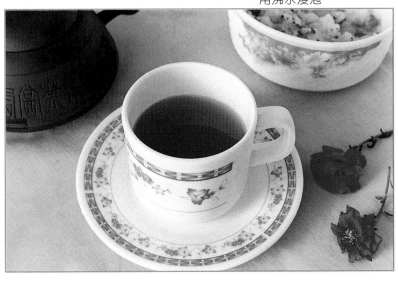

18 歸芪羊肉羹

配 料

羊肉 500 克，黃芪、黨參、當歸、生薑各 25 克。

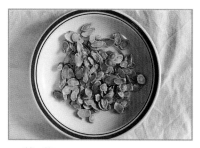

黃 芪

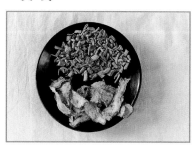

黨參、當歸。

製 法

將羊肉切成小塊，與當歸、黃芪、黨參一起放入沙鍋中，加水適量，小火煨至羊肉將爛時，放入薑片及少許食鹽，待羊肉熟爛時，即可食用。

用 法

分頓少量喝湯，也可食肉。

功 效

黃芪具有補氣升陽、固表止汗的作用；黨參能補中益氣、生津養血；當歸為補血之要藥，與羊肉共燉可以益氣補血。

主 治

白血病。

來 源

《食療藥膳》。

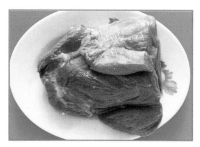

羊肉性溫熱，熱量較牛肉高，冬天吃羊肉能促進血液循環，並能禦寒。

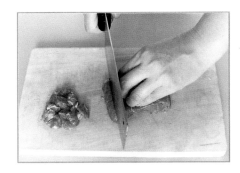

將羊肉洗淨，
切成塊狀。

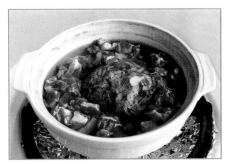

將切好的羊
肉與黃芪、黨
參、當歸、生
薑一起放入沙
鍋內，加水適
量，小火煨至
羊肉爛時，加
薑及調味料。

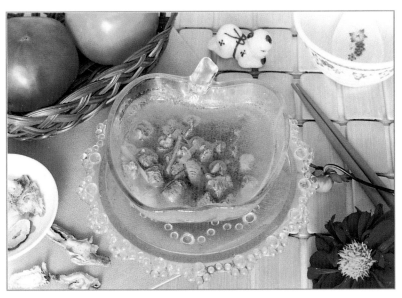

輔助藥膳

1 淮杞燉雞肉

配 料

雞半隻，生薑15克，淮山藥30克，枸杞子15克，鹽適量。

製 法

將雞肉洗淨，切塊。薑切成片加入水中煮沸後，將切好的雞塊倒入燙一下，馬上取出，以去除腥味。雞塊置入燉鍋中，加入淮山藥、枸杞子及開水，加蓋，小火燉1小時即可。

用 法

佐餐服用。

功 效

淮山藥具有益氣養陰、補脾益腎的作用；枸杞子能補肝腎及

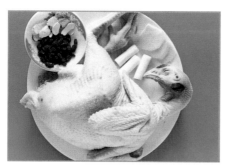

明目。二者與雞肉同燉，能補血益氣。

主 治

癌症患者手術後或放、化療後的體弱。

來 源

《四季補品精品》。

雞肉營養豐富，食法多樣，可燒可燉，還可煲湯，能益氣、溫中，補精添髓。

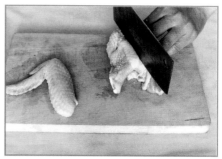

將雞洗淨，切塊。

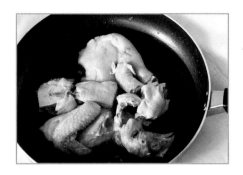

放入沸水中燙一下，撈出，備用。

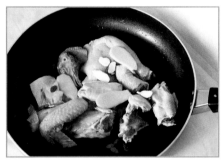

將燙好的雞塊與淮山藥、枸杞子放入鍋中，加適量開水，蓋上蓋，小火燉1小時。

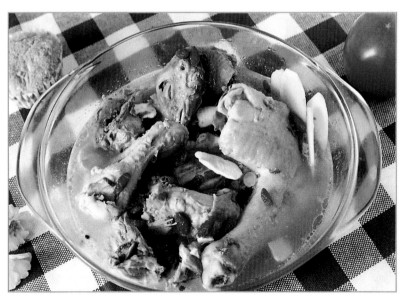

2 天然牡蠣湯

配料

鮮牡蠣肉 60 克，紫菜、薑絲、鹽各適量。

製法

將紫菜剪成絲，把牡蠣肉、紫菜絲、薑絲清煮（酌量加鹽亦可）。

用法

飲湯食肉。

功效

牡蠣肉又叫蠣黃，性平，味甘鹹，具有滋陰養血、清熱解毒的作用；紫菜能化痰軟堅、清熱利水及降血壓，二者同煮能滋陰清熱。

主治

放、化療後的陰虛內熱者。

來源

《實用抗癌藥膳》。

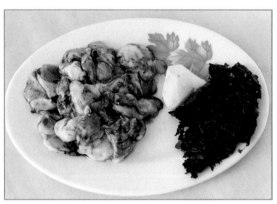

牡蠣肉營養豐富，口味鮮美，可氽湯，可燒菜，含有牛磺酸，能促使膽固醇分解而降脂減肥，常食牡蠣能使皮膚細膩，並能提高性活力。紫菜富含蛋白質，能降低膽固醇，具有催乳作用，被視為“長壽食品”。

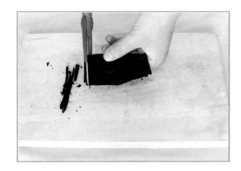

將紫菜絲用剪
刀剪成細絲

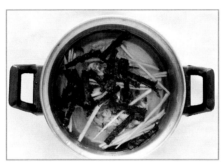

將牡蠣肉、
紫菜絲、薑絲
放入鍋中，加
適量水，煮5
分鐘，加調味
品。

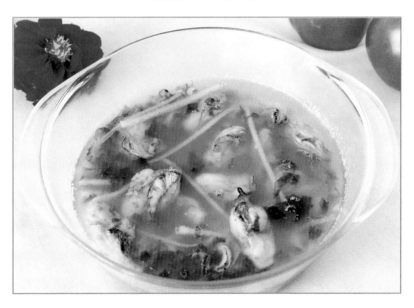

3 甲魚歸芪湯

配 料

甲魚 1000 克，當歸 30 克，黃芪 15 克。

製 法

將甲魚宰殺後，用沸水燙，去頭、足，與當歸、黃芪放入沙鍋中，煮湯，煮至甲魚熟、湯濃即可。

用 法

食肉飲湯。

功 效

當歸具有補血化瘀的作用；黃芪能補中益氣；甲魚能益氣補虛、滋陰養血。三者共燉能補血益氣及防癌，為癌症患者的輔助藥膳。

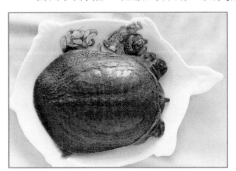

主 治

癌腫病人血虛所致的面色萎黃，肌肉消瘦等症。

來 源

《實用抗癌藥膳》。

甲魚營養豐富，能促進血液循環，抑制腫瘤細胞生長，提高人體的免疫功能；又滋膩性強，脾胃陽虛、消化不良及孕婦不宜食用。

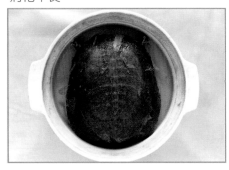

將甲魚宰殺後，去頭、足，用沸水燙。

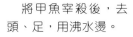

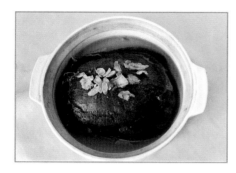

將整理好的甲魚，與當歸、黃芪放入沙鍋，加適量水。

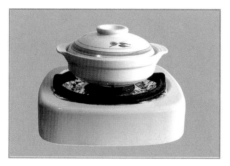

煮至甲魚熟、湯濃即可，加適量調味料。

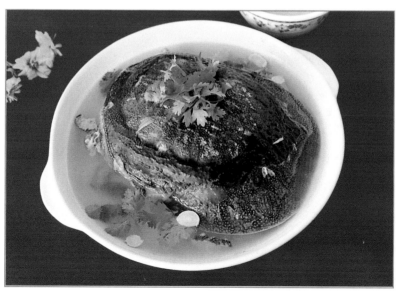

4 黃芪燉母雞

配 料

　　黃芪120克，母雞1隻，作料適量。

製 法

　　先將母雞去毛及肚腸，洗淨，再將黃芪放入母雞肚內縫合，置鍋內加水及薑、蔥、大料、鹽等作料燉煮或上屜蒸1小時。

用 法

　　可做正餐食用，多飲湯。

功 效

　　黃芪能補氣升陽、益衛固表、利水消腫、托瘡生肌，與母雞共燉，可以起到補氣養血、益精髓的作用。

主 治

　　癌症手術後氣血虧虛的患者。

來 源

　　《實用中醫營養學》。

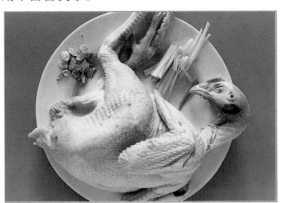

　　雞肉性溫，味甘，具有補中益氣、補精填髓的作用，每百克雞肉含蛋白質23.2克、脂肪2克、鈣11毫克、磷190毫克、鐵1.5毫克、硫胺素0.03毫克、核黃素0.09毫克。

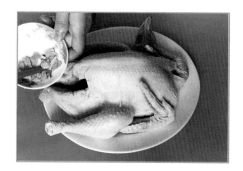

　將黃芪洗淨，放入雞腹內。

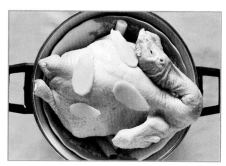

　放入蒸盆中，加薑、葱、大料、鹽等，蒸1小時。

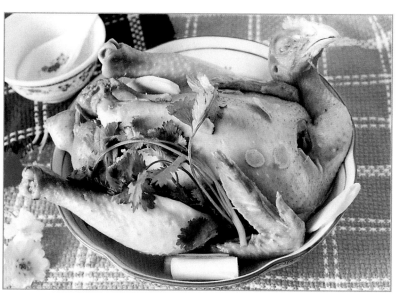

5 黃豆山楂粥

配 料

　　黃豆10克，粳米100克，山楂60克，白糖50克。

製 法

　　將黃豆用水浸泡過夜備用，山楂洗淨，去核備用。將粳米洗淨，與泡好的黃豆和山楂一同放入鍋內，加入適量清水，置武火上煮，水沸後加白糖，改文火繼續煮至米開花、豆爛、湯稠即成。

用 法

　　空腹服用。

功 效

　　黃豆具有健脾寬中、下氣利腸及潤燥利水的作用；山楂能消食積、散瘀血、驅條蟲。二者與粳米共煮，可以開脾胃、助消化。

主 治

　　晚期腫瘤或放、化療後的食欲不佳。

來 源

　　《粥譜》。

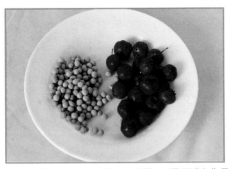

　　黃豆含有豐富的植物蛋白，可煮、可燉，還可製成各種豆製品以供食用；山楂富含維生素C和鈣質，可做成山楂糕、山楂片、山楂糖。山楂還有收縮子宮、強心、抗心律失常、降血壓及降血脂等作用。

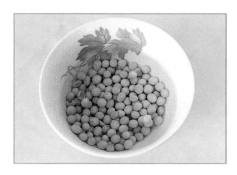

黃豆用水淘洗乾
淨，於清水中浸泡
過夜備用；山楂洗
淨，去核。

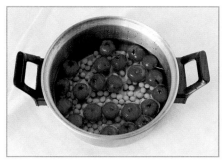

將泡好的黃
豆、洗好的山
楂、淘好的粳米
一起放入鍋中，
加適量水煮沸，
文火煮至米開
花、豆爛，加白
糖調味。

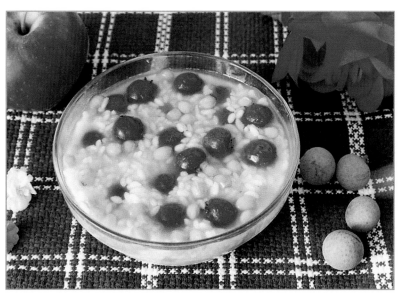

6 獼猴桃羹

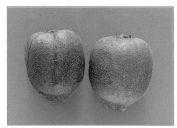

獼猴桃

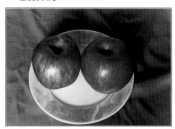

蘋 果

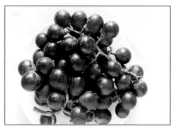

葡 萄

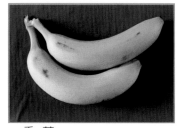

香 蕉

配 料

　　獼猴桃、蘋果、香蕉、葡萄、柑橘各適量。

製 法

　　將獼猴桃果實洗淨，包入紗布內擠汁，然後加入糖和水，同入鋁鍋燒開，再放入一定份量的去皮蘋果、香蕉、葡萄、柑橘瓣，倒入鍋中汁內，待再燒開時，即用水澱粉勾芡，出鍋裝盤。

用 法

　　隨意服用。

功 效

　　清熱解毒、抗癌。

主 治

　　癌症患者伴有低熱或放、化療的患者。

來 源

　　《實用抗癌藥膳》。

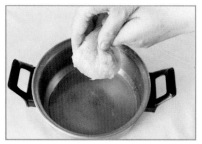

將獼猴桃洗淨，去皮，用紗布擠汁或用榨汁機榨汁。

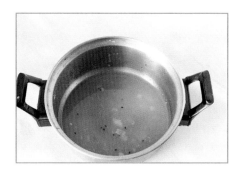

將盛有獼猴桃
汁的鍋置火上，稍
煮至開。

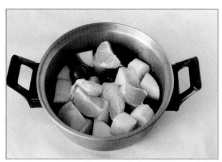

放入一定份
量的去皮蘋果
塊、香蕉丁、
葡萄、柑橘瓣
共煮。

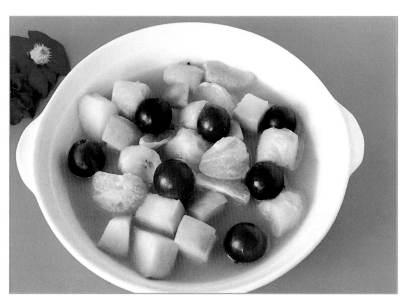

癌症藥膳精選 / 91 •————

7 黃芪粥

配料

黃芪80～120克，粳米30～60克，紅糖5～10克，橘絡少許。

製法

將黃芪濃煎取汁，加入粳米30～60克，紅糖5～10克，略加橘絡少許，一同煮至粥熟即可。

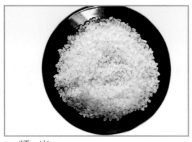

粳米

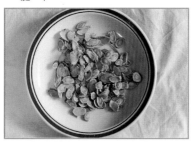

黃芪能補氣升陽、固表止汗、托瘡生肌。具有增強機體免疫功能、利尿、抗衰老、保肝及降壓作用。

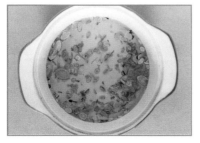

將黃芪洗淨，放入鍋中，煎煮30分鐘。

用法

每日1次，可常服。

功效

健脾養胃、利水消腫、補益元氣。

主治

癌症手術後預防復發和癌性胸、腹水的患者。

使用注意

治療癌性胸、腹水時，選用生黃芪，其餘則用炙黃 。

來源

《實用抗癌藥膳》。

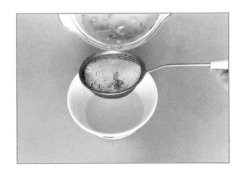

將煮好的黃芪過濾，濾液備用。

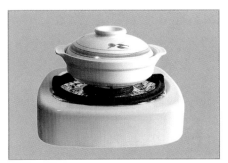

用濾液煮粥。將淘淨的大米，加濾液煮至粥熟。

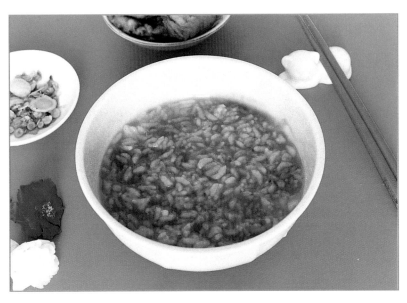

8 雞血藤黃芪大棗湯

配 料

黃芪 15 克，雞血藤 30 克，大棗 5 枚。

製 法

將以上藥物洗淨，放入沙鍋中，煎煮20分鐘，過濾；再加水煎煮20分鐘，過濾。把兩次濾液合於一起，繼續在火上熬煮，煮至 1 碗左右。

用 法

每日 1 劑，分兩次服用。

功 效

雞血藤具有補血活血、舒筋活絡的作用；黃芪能補中益氣；大棗能補脾和胃、養心安神。三藥合用，可以補血益氣。

主 治

放、化療後白細胞減少者。

來 源

《常用老年保健中藥》。

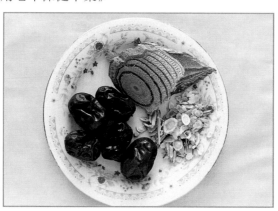

黃芪含有多種藥用功能，能增強免疫功能，調節血糖含量；大棗營養豐富，可保肝、補血；雞血藤能活血舒筋，各大藥店及藥房有售。因其赤褐色的環狀部位有鮮紅色液汁流出，形似雞血，故名雞血藤。

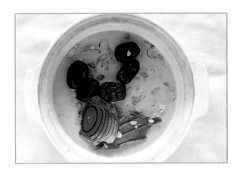

將雞血藤、大
棗、黃芪洗淨，
放入沙鍋中，加
水適量，煎煮20
分鐘。

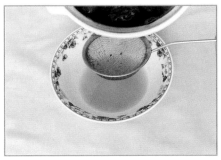

煮好的藥液
過濾，再加水
煎煮，過濾，
兩次濾液合
併，繼續煎
煮，剩1碗為
宜。

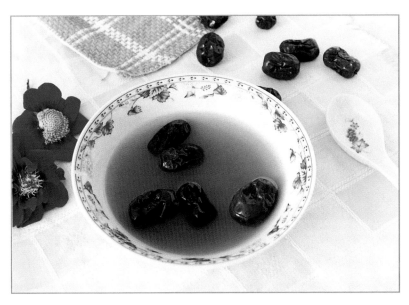

9 百合雞子黃湯

配 料

百合 45 克，雞蛋 1 枚。

製 法

將百合泡一晚，出白沫，棄其水，用清水煮，加雞蛋黃攪勻再煮，放白糖或冰糖調味即可。

用 法

每日 1 次，可常服。

功 效

潤養心肺、安神。

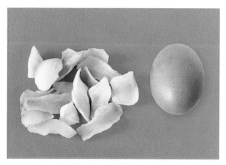

主 治

癌症患者有驚悸不寧及嘔吐。

來 源

《金匱要略》。

百合具有養陰潤肺、止咳、清心安神的作用，能清痰火、補虛損。

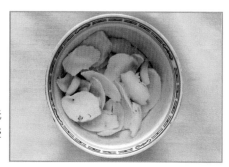

將百合表面沖洗乾淨，放入水中浸一宿，棄去浸液。

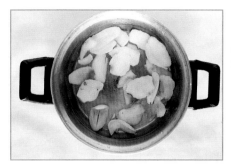

將泡好的百合放入鍋中,加清水煮20分鐘。

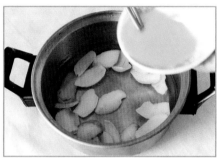

雞蛋打散,打入正煮的百合湯中,煮至蛋熟,加白糖或冰糖調味。

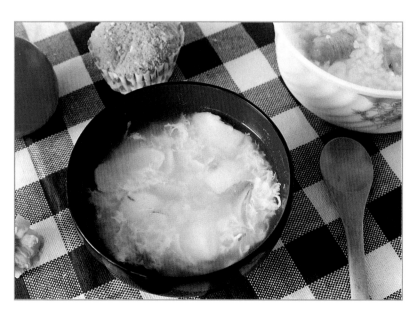

10 海帶決明飲

配 料

海帶約 30 厘米長（1 尺），決明子 30 克。

製 法

先將海帶充分浸泡，去除鹽分後，切成小段，和決明子一起煎煮。

用 法

飲湯、食海帶。

功 效

海帶具有清熱利水、軟堅化痰的作用；決明子能清肝明目、潤腸通便。二者合用可以潤腸通便。

主 治

適用於癌症的便秘患者。

使用注意

決明子不能久煎，最好等海帶煮熟後再下。

來 源

《實用抗癌藥膳》。

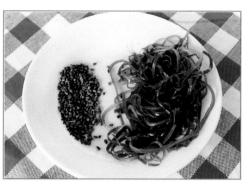

決明子中含有大黃酚等藥用成分，能抑制血清膽固醇升高和主動脉粥樣硬化斑塊的形成，並可降血壓；海帶為長壽食品，具有抗癌作用，可煲湯，也可涼拌。

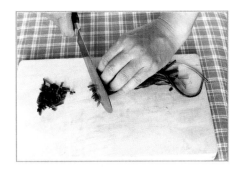

將海帶切成小
段

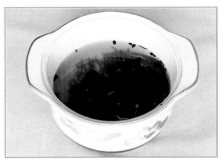

將海帶與決
明子放入鍋中，
加水適量，煎煮
20分鐘，加入
調味料。

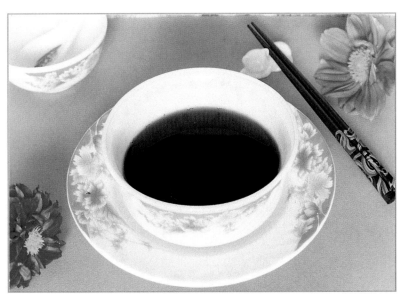

11 蘆薈排骨湯

配 料

蘆薈新鮮葉片3～4片，小排骨300克，鹽少許，冷水適量。

製 法

將蘆薈葉片洗淨，用刀劃數道痕，再用刀背拍碎，放入瓷燉鍋內；排骨選用油少的，去油脂，洗淨，加少許鹽，再加1440毫升冷水，將排骨燉熟，即可取出食用。

用 法

飲湯、食排骨。

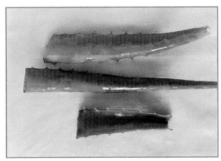

功 效

清熱涼肝、健脾潤腸。

主 治

癌症的便秘患者。

來 源

《實用抗癌藥膳》。

蘆薈的種類較多，有的可食，有的需外用，必須取能食用的蘆薈。蘆薈應用廣泛，能清熱、滑腸，是一種可食、可藥的植物。

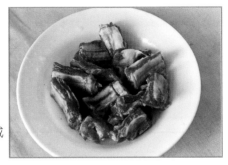

將排骨洗淨，切成小段。

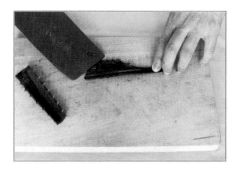

將蘆薈洗淨，
拍碎。

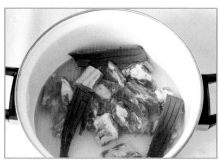

將排骨塊、
蘆薈一起放入
鍋中，加水、
鹽。文火燉至
排骨爛熟。

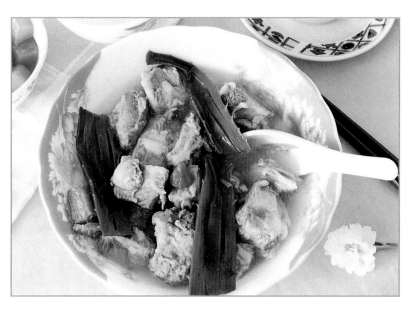

12 枸杞豬肉甲魚湯

配料

　　枸杞子40克，瘦豬肉150克，甲魚560克，鹽、冷水適量。

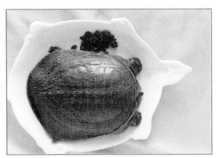
甲魚、枸杞子。

製法

　　將枸杞子洗淨，瘦豬肉切片，甲魚去內臟，切塊。將以上配料放入鍋內，炒片刻，加適量冷水燉熟，撒上鹽調味，即可食用。

用法

　　飲湯食肉。

功效

　　滋陰養血、補益肝腎。

主治

　　各種癌症手術後。

來源

　　《台灣民間食品》。

按語

　　癌症患者手術後通常表現為氣血兩虛、脾胃虛弱，因此，在飲食上一方面要適當補充營養，給予高蛋白，另一方面要調理脾胃、振奮胃氣。

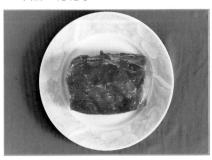
豬瘦肉

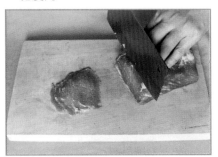
將豬肉洗淨，切片。

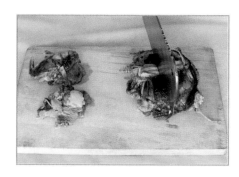

　將甲魚去頭、
足，洗去內臟，切
塊。

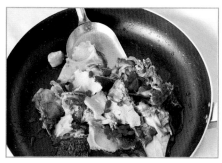

　將甲魚塊、
豬肉、枸杞子
放入鍋中，炒
片刻，加冷水
燉熟，加調味
料。

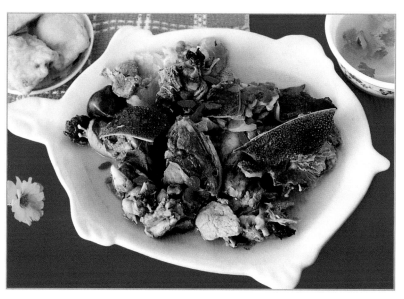

13 銀耳羹

配 料

　　銀耳6克，冰糖15克。

製 法

　　用溫水將銀耳浸1小時，摘去蒂頭，擇淨雜質，然後入鍋，加水適量，小火燉2～3小時，待銀耳熟爛、湯稠，對入融化的冰糖汁即可服用。

用 法

　　每日1次，可常服。

功 效

　　滋陰潤肺、養胃生津。

主 治

　　癌症放療患者或預防癌症。

來 源

　　《四川中藥志》。

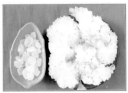 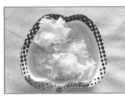 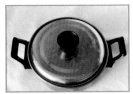

銀耳、冰糖。　　　　浸泡銀耳　　　　以小火燉2～3小時

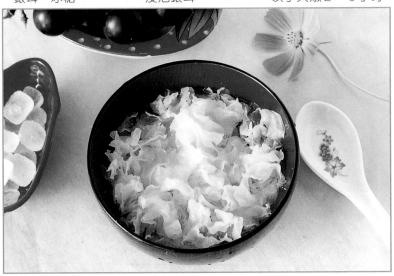